心理健康手书

主编　宋宝萍

西安电子科技大学出版社

内 容 简 介

2019 年年底，一场严重影响人类健康的公共卫生事件——新型冠状病毒肺炎疫情爆发，面对疫情，疾病救治迫在眉睫。同时，心理健康的重要性突显，心理帮助的需求也剧增。心理健康工作者迅速开展心理咨询、心理辅导，开通咨询热线，制作音频视频，帮助社会大众认识心理健康、缓解心理压力、纾解心理困惑与烦恼。

本书是作者根据公众对心理健康的需求和多年心理工作经验，联合心理学及相关专业的硕士、博士撰写的一本通俗易懂、内容简洁、贴近大众需求的心理健康教育书籍。本书名为"手书"，即读者可以随手翻阅，解决一般公众迫切需要解决的心理健康问题。本书摆脱传统教科书模式，以心理感受和心理代入的方式，引导读者感知自身心理状态，学习心理健康知识，关照自我心理健康，觉察与调试自身心理健康状态。本书对读者在学习、工作、生活中提升自我健康水平，进而提升自身免疫力，塑造理性平和、积极向上、阳光乐观的健康心态有积极的帮助。

本书可作为心理健康教育的通俗读物，以满足大众与广大心理学爱好者的阅读需求，也可作为大中专院校心理健康课程的教材。

图书在版编目（CIP）数据

心理健康手书/宋宝萍主编. —西安：西安电子科技大学出版社，2020.11
ISBN 978-7-5606-5817-9

Ⅰ. ① 心… Ⅱ. ① 宋… Ⅲ. ① 心理健康—普及读物 Ⅳ. ① R395.6-49

中国版本图书馆 CIP 数据核字(2020)第 137402 号

策划编辑 高 樱
责任编辑 孟 佳 雷鸿俊
出版发行 西安电子科技大学出版社(西安市太白南路 2 号)
电 话 (029)88242885 88201467 邮 编 710071
网 址 www.xduph.com 电子邮箱 xdupfxb001@163.com
经 销 新华书店
印刷单位 陕西精工印务有限公司
版 次 2020 年 11 月第 1 版 2020 年 11 月第 1 次印刷
开 本 787 毫米×1092 毫米 1/16 印 张 8
字 数 181 千字
印 数 1～2000 册
定 价 28.00 元

ISBN 978-7-5606-5817-9 / TP
XDUP 6119001-1
***** 如有印装问题可调换 *****

前　言

　　伴随着科技的发展与时代的进步，人们的物质生活得到了极大的提升与满足。如果此刻有一个人身着绚丽时尚的服饰，品尝着精致可口的食物，居住着宽敞舒适的房间、享受着快速便利的交通……那你一定会认为"他"是一个"幸福快乐"的人。这里的"他"既可以是现实生活中的你，也可以是现实生活中的我。然而从我们自身的经验来看，我们似乎并没有先前文字所描述的那样幸福。换言之，物质的极大丰富并没有使我们的幸福感、满足感与获得感得到显著的提升。相反，由于生活在这样一个"美好"的社会中，我们往往会感受到压力，很多时候我们会处在紧张、焦虑与不安之中。我们从没有像以往任何时候那样渴望关注自己的内心世界，关注自己的心理健康。

　　在巨大的需求面前，如何有效地传递心理健康知识、培育心理健康理念、教授维护心理健康的必要技巧，既是摆在每一个心理健康工作者面前的巨大挑战，也是其工作的职责所在。于是，本书应运而生。与以往心理学专业学生所使用的专业书籍不同，本书采用了通俗读物的语言风格，内容均由拥有资深经验的心理健康工作者选定，涉及心理健康理念、情绪、睡眠、人际关系、爱情、学习等多个方面；书中还特别增加了一章(第十章)，用于指导人们如何在新冠肺炎疫情等突发公共应激事件下有效地维护自身的心理健康。本书既可作为高校开展大学生心理健康教育课程的辅助教材，也可供广大心理学工作者、教育工作者和家长等学习参考，还可作为大学生和青年朋友认识自我心理、提高自身心理健康的自学参考书。

　　本书由宋宝萍拟定大纲及写作思路，宋宝萍、王博韬最后修改定稿。宋宝萍撰写前言和引言，宋宝萍、刘慧撰写第一章，张文娟撰写第二章，宋宝萍、张文娟、康乃馨、李逸君撰写第三章、第八章，武成莉撰写第四章，王博韬撰写第五章、第十章，丁兰艳撰写第六章，宋宝萍、李敏撰写第七章，林荣华撰写第九章。在本书的编写过程中，编者参考了诸多学者、专家的著作和文章，王瑞、刘林希为本书的资源搜集与整理作出了一定的贡献，还有很多老师为此书的出版付出了辛勤的劳动，在此一并致谢。

编　者
2020 年 5 月

目　　录

引言 1
第一章　认识心理健康 3
　第一节　心理健康 3
　第二节　心理健康的标准 5
　　一、国际标准 5
　　二、国内标准 5
　　三、心理健康标准是相对的 6
　第三节　心理亚健康 7
第二章　做情绪的主人 9
　第一节　情绪概述 9
　　一、情绪的定义 9
　　二、情绪的产生 10
　　三、情绪的分类 11
　　四、情绪的影响 12
　第二节　大学生的情绪特点与情绪困扰 13
　　一、大学生的情绪特点 13
　　二、大学生常见的情绪困扰 14
　第三节　情绪调节与管理 16
　　一、情绪的不良应对方法 16
　　二、情绪调节的一些途径 16
　　三、认知改变情绪 17
　第四节　提升你的积极情绪 20
　　一、认识积极率 20
　　二、提升积极情绪的十种方法 21
第三章　认识睡眠 23
　第一节　科学认识睡眠 23
　　一、睡眠概述 24
　　二、睡眠对人的影响 24
　第二节　被误会的睡眠 25
　　一、睡得越多越好 25
　　二、必须睡足 8 小时 25
　　三、小孩子爱睡懒觉 26
　　四、年龄越大就睡得越少 26
　　五、平时睡得少，可以通过周末来补觉 27
　第三节　什么是失眠 27

　　一、失眠概述 27
　　二、睡眠剥夺实验 28
　　三、睡眠不足所引起的问题 28
　　四、与睡眠相关的身体表现 29
　第四节　失眠及其应对 30
　　一、我们为什么失眠 30
　　二、失眠的分类 30
　　三、失眠的原因 30
　　四、如何解决失眠问题 31
　　五、失眠疗法 32
第四章　大学生的人际交往 35
　第一节　人际交往概述 35
　　一、人为什么要交往 35
　　二、良好人际关系的作用 37
　　三、人和人为什么能相互吸引 38
　第二节　交往有方 40
　　一、如何留下良好的第一印象 40
　　二、积极有效地倾听 42
　　三、如何提高同理心 43
　第三节　什么是爱情 45
　　一、什么是爱 45
　　二、爱情的成分与要素 46
　　三、恋爱的发展阶段 49
　第四节　爱如何长久 50
　　一、爱如何表达 50
　　二、男女大不同 52
　第五节　爱与性 54
　　一、建立科学的性观念 54
　　二、学会正确看待性，认识
　　　　恋爱与性的关系 55
　　三、假如你没有准备好——有效避免
　　　　发生性行为的技巧 55
　　四、建议与忠告 56
第五章　学习与创造力心理 58
　第一节　学习概述 58

第二节　学习的生理机制...........59
　　一、大脑的宏观(半球及脑区)结构.......59
　　二、大脑的微观(神经元)结构.......60
　　三、健康的用脑策略.......61
第三节　学习理论...........62
　　一、桑代克的尝试错误学说.......62
　　二、经典条件反射理论.......63
　　三、操作性条件反射理论.......65
　　四、观察学习学说.......66
第四节　学习动机...........67
第五节　学习的迁移...........70
第六节　创造力心理...........71
　　一、创造力的概念.......71
　　二、创造力的理论.......71
　　三、创造力的培养.......72

第六章　幸福人生与积极心理学...........73
第一节　什么是幸福...........73
　　一、幸福感的概念.......73
　　二、影响幸福感的因素.......74
第二节　积极心理学...........76
　　一、积极心理学的起源：习得性无助.......76
　　二、什么是积极心理学.......77
　　三、幸福人生五要素.......78
第三节　当代大学生如何提高幸福感...........80
　　一、接纳自己.......80
　　二、积极的自我暗示.......80
　　三、遵从内心的热情.......80
　　四、使用合理归因.......81
　　五、保持感恩之心.......81

第七章　心理障碍与常见心理疾病...........83
第一节　抑郁症...........83
　　一、概念.......83
　　二、临床表现.......83
　　三、病因.......84
第二节　焦虑症...........85
　　一、概念.......85
　　二、临床表现.......85
　　三、临床常见类型.......85

四、病因...........86
第三节　恐惧症...........87
　　一、概念.......87
　　二、临床表现.......87
　　三、临床类型.......87
　　四、病因.......88
第四节　强迫症...........88
　　一、概念和临床表现.......88
　　二、病因.......89
第五节　神经衰弱...........90
　　一、概念.......90
　　二、临床表现.......90
　　三、病因.......90
第六节　精神分裂症...........91
　　一、概念.......91
　　二、症状及心理表现.......91
　　三、生理症状.......92
　　四、精神分裂症的亚型.......92
　　五、病因.......93

第八章　生命教育...........98
第一节　认识生命...........98
　　一、多彩的生命构成了缤纷的世界.......98
　　二、生命的长度.......98
　　三、生命的特点.......100
第二节　自杀与危机干预...........100
　　一、认识自杀.......100
　　二、自杀的信号.......101
　　三、自杀干预.......102

第九章　心理咨询...........105
第一节　认识心理咨询...........105
　　一、心理咨询的概念.......105
　　二、心理咨询的任务.......105
　　三、心理咨询的基本特征与内容.......106
第二节　心理咨询的类型...........107
　　一、按咨询内容分类.......107
　　二、按咨询对象分类.......108
　　三、按咨询方式分类.......108
　　四、按咨询时间长短分类.......109

第十章　突发公共卫生事件下的心理健康........111

第一节　疫情下的心理变化.........................111

一、疫情之下，为什么会出现明显的
心理变化...111

二、需要怎样看待这些心理上的改变.......112

第二节　疫情下的心理调适.........................112

一、我们如何调整这些改变.....................112

二、免疫力是最好的医生.........................115

参考文献...118

引　言

首先，请大家认真观察图 0-1 所示的两张图片(可描图右侧二维码看彩图)。

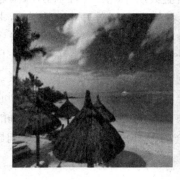 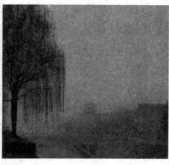

图 0-1　阳光下的海滩与雾霾下的都市

请大家试着回答："如果可以选择拥有一处且只有一处，你愿意选择哪里？"

我曾用这两张图测试过 2000 多人，这些人中有大学生、研究生、技术人员以及机关干部等。绝大多数人的第一选择是拥有左边。至于原因，他们往往给出的理由是："左边有蓝天白云、大海沙滩，而右边有讨厌的雾霾。"

现在，让我们再仔细看一看，左边的图片里除了蓝天白云、海浪沙滩，还有什么？有房子吗？没有！有的只是搭建的茅草棚。有建筑物吗？有行人吗？有商业吗？是政治、经济、文化的中心吗？好像都没有！不仅如此，这里也许还会有台风、海啸！

再让我们把目光移到右边，仔细看右边的图片里除了雾霾，还有城墙、楼阁、桥、护城河、柳树以及旗子，或许这里还有很多车、很多人。这里的政治、经济、文化的特征明显优于左边图片，也许这里是繁华的古城西安！

明明城市的繁华胜于乡野的寂寥，但为什么我们大多数人还是首先选择左边？因为在左边的图片中，我们第一眼就能看到自己最希望拥有的(蓝天、白云、大海，让人心旷神怡)。而在右边的图中，我们第一眼看到的则是自己最不愿意面对的(雾霾，使人心情不佳)。因此，我们往往会从自己的主观意愿出发，通过部分信息就对全局作出迅速的判断。

这就像我们的心理健康！

当我们遇到问题时，我们常常会把问题无限地放大，并认为这就是生活的全部。在问题中，我们常常会感觉力不从心、无力应对，进而全盘否定自己，认为自己一无是处，看不到自己所具有的优势，也看不到自己的内在资源。换言之，我们看到了雾霾，却看不到雾霾后面的资源；看到了遇到的困惑和问题，却看不到我们自身具有的资源与优势。

曾经有这样一个故事：有个年轻人，他遇到了问题想不开。偶然遇到一位长者，长者问："如果我花 1000 万元买你的年龄，你同意吗？也就是说我给你 1000 万元，我们年龄互换，现在你是 80 岁的老人，明天即将离世，而我则成了年轻人。"年轻人当然不同意："拥有金钱但没有生命，我要金钱又有何意义？"

其实，雾霾散去，蓝天白云依然会出现在右边的图片上空。心理上，除了有让你抑郁、让你烦恼的问题外，还有爱你的家人和朋友，多年学习积累的知识、经验与能力，有你的兴趣、爱好与特长，有你的物质资本、身体资本、心理资本、时间资本……它们会使你在经历挫折和烦恼后变得更加强大。

中国人都知道这样几句话："天将降大任于斯人也，必先苦其心志，劳其筋骨，饿其体肤，空乏其身，行拂乱其所为，所以动心忍性，增益其所不能。""不经历风雨怎能见彩虹。"心态健康的人，面对自己心理的雾霾，能把雾霾与自我区分开来，在生活中不会每时每刻都将注意力集中在自己的问题上，而是能适时地调整自我、善于利用自身资源来应对问题。正如美国心理治疗大师萨提亚的至理名言："问题不是问题，如何应对才是问题。"问题也许让你烦恼，引发情绪。但解决问题、应对问题却是一个挑战，促进成长。

希望通过阅读本书，能让你了解心理健康，学会维护自己的心理健康。遇到心理问题时，善于换个角度看问题，善于把遇到的实际问题与自己的心理状态区分开，既能允许自己有情绪存在，又能和情绪和平相处，同时用你的全部力量去应对问题、处理问题。

第一章 认识心理健康

第一节 心理健康

先请大家思考一个问题：如果把世界上最幸福、最快乐的人集中到一起，你认为这些人具有哪些特点？A.事业成功；B.外表漂亮；C.富有；D.经常得到别人赞赏。

心理健康

事业成功？事业成功或许与幸福快乐有一定关系，但为了获取成功，人们往往会面临更大的压力，承受更多的烦恼，幸福指数并不一定都很高。

外表漂亮应该天生就拥有幸福吧？事实却告诉我们漂亮的人不一定很幸福，漂亮也不是幸福的重要指标。

富有？有钱就会有幸福快乐？在缺钱的时候，我们认为，等我有钱了，我一定会非常幸福。当今中国飞速发展，现在的人比过去的人有钱得多了，那么是否幸福指数比过去高得多了呢？统计数据表明现代人的幸福指数不如过去人的高，抑郁焦虑的人数量增加了。2018年大年初二，人民日报发文《物质幸福时代已经结束，新时代来临》，文中讲道："在过去物质匮乏的年代，不断做物质加法——为家里添置冰箱，买回电视机，配齐洗衣机，再买辆车……从一无所有的状态到'全副武装'的过程，确实能给人幸福的感觉。但现在，物质空前丰富。在一个什么都不缺的年代，占有物质很难再刺激我们的感官，让我们获得长久的满足。"

经常得到别人赞赏，就会感到非常幸福吗？事实证明也不是。

那么，是否同时拥有以上四个选项就幸福呢？也不一定。

如果上述的因素都不是，那么究竟什么样的人最幸福？

通过分析已有的研究，我们发现，拥有良好心态的人最幸福。良好的心态也是心理健康的核心指标。

随着社会的发展，人们越来越认识到，对健康真正的威胁不仅来自躯体的不适，更多的是来自我们的内心世界：苦闷、孤独、不安、失眠、压力等。生活中困扰我们的不仅有物质的匮乏、生理的疾病，还有许多我们无法把握的情绪、欲望和烦恼。健康不仅仅是指身体发育良好，无疾无患，体魄强健，还需要具有良好的心理素质和心理状态。"培育自尊自信、理性平和、积极向上的社会心态"也写入了党的十八大、十九大报告中。

当今社会，随着生活节奏的加快、社会竞争的加剧以及多元文化和价值冲突的加深，人们对自身的关注点也不断发生着转变。处于时代竞争环境中的人们，不断感受着心理上巨大的压力与困惑。以往社会中单纯依靠体力与智力的竞争，也逐渐转变为心理素质的竞争与人格的较量。因此，心理健康已成为现代人关注的焦点。下面我们将为大家介绍心理健康的概念。

其实，心理健康是一个相对的概念，它并不能像人们评判生理健康那样，通过明确的指标，比如脉搏、体温等区分出健康与不健康的状态，那么心理达到什么样的标准才算是健康呢？

《简明不列颠百科全书》对心理健康的定义是：心理健康是指个体心理在本身及环境条件许可的范围内所能达到的最佳功能状态，而不是指绝对的十全十美的状态。

国际心理卫生大会的心理健康标准为：第一，身体、智力及情绪十分调和；第二，适应环境，人际关系中彼此谦让；第三，有幸福感；第四，在工作和生活中能充分发挥自己的能力，过着有效率的生活。

世界卫生组织对心理健康的定义为：心理健康是一种健康的状态，在这种状态中，每个人都能够实现自己的能力，能够应付正常的生活压力，能够有效地从事工作并能够对其社区作出贡献。从积极意义上讲，心理健康是获得生活幸福和履行有效社会功能的基础。

就心理健康来说，有这样一个常态分布曲线，如图1-1所示。

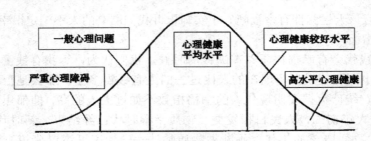

图1-1　心理健康常态分布曲线

现实生活中，大部分人都居于心理健康的平均水平，少部分人居于心理健康的两极，即处于较高的心理健康水平或处于心理问题之中。对于处于心理健康平均水平的我们，在没有遇到特别的问题时，我们的心理是健康的，但在遇到问题时，则可能会出现一段时间的情绪波动，进而表现出一般的心理问题，根据个人情况不同而不同。那些心理健康水平较高的人，在遇到较大的问题时，反而会愈挫愈勇，激发出良好的应对方式。他们无论遇到什么样的人生境遇，都能保持良好的心态，积极地去应对。然而，对心理健康水平较低的人来说，遇到问题不仅会引发出他们原本心理上的不足，还会随着烦恼的增加出现严重的心理问题甚至心理障碍。

心理学家卡尔·罗杰斯曾说过一句话："生命是个流动的过程。"因此，心理健康也必然是一个流动变化的过程，没有绝对的健康，也没有绝对的不健康。大部分人是处于某种状态，在某种情况下他会发生变化，这就是心理健康。

美国心理学家坎布斯认为一个心理健康、人格健全的人至少有四种特质：第一，积极的自我概念，能悦纳自己，也能被周围人所容纳，能体验到自己存在的价值，能面对并处理好日常生活中遇到的各种挑战，积极、肯定的自我概念在生活中占主导地位；第二，能恰当地认同别人，能认同别人而不是依赖或强求别人，能分享别人的爱与恨、乐与忧，以及对未来具有美好的憧憬，但不会因此而丧失自我；第三，能面对和接受现实，即使现实不符合自己的希望与信念，也能设身处地、实事求是地去面对和接受现实的考验；第四，能对自己周围的事物和环境有较清楚的认识，不会迷惑或彷徨。

第二节 心理健康的标准

一、国际标准

第三届国际心理卫生大会(1948 年)把心理健康定义为："所谓的心理健康，是指在身体、智能以及情感上与他人的心理健康不相矛盾的范围内，将个人心境发展成最佳状态。"

心理健康的标准

世界心理卫生联合会提出的心理健康标准是：

(1) 身体、智力、情绪调和；

(2) 适应环境，人际关系中彼此谦让；

(3) 有幸福感；

(4) 在工作和生活中能够充分发挥自己的能力，过着有效率的生活。

英格里士在 1958 年指出："心理健康是指一种持续的心理状态，当事人在那种情况下，能作出良好的适应，具有生命的活力，能充分发挥其身心潜能。"这是一种积极的、丰富的情况，不仅是免于心理疾病而已。

二、国内标准

我国劳动和社会保障部主编的《国家心理咨询师培训教材》认为：心理健康是指人的心理，即知、情、意活动的内在关系协调，心理的内容与客观世界保持统一，据此能促使人体内、外环境平衡和促使个体与社会环境相适应的状态，并由此不断地发展健全的人格，提高生活质量，保持旺盛的精力和愉快的情绪。

中国传统文化关于心理健康标准的定义主要有以下几个方面：

(1) 具有良好的人际关系；

(2) 适当约束自己的言行；

(3) 保持情绪的平衡与稳定；

(4) 正确认识周围环境；

(5) 抱有积极的生活态度；

(6) 具有完善的自我发展目标。

对上述标准进行总结，就得到了当前广泛被采用的心理健康十要素。它们是：

(1) 有充分的自我安全感；

(2) 充分了解自己，并对自己的能力作出恰当的评估；

(3) 生活目标切合实际；

(4) 不脱离现实环境；

(5) 能保持人格完整与和谐；

(6) 具有从经验中学习的能力；

(7) 能保持良好的人际关系；

(8) 能适度表达和控制自己的情绪；

(9) 在符合集体要求的前提下，能积极地发挥个性；

(10) 在不违背社会的前提下，能适当地满足个人需求。

但不论以上哪种标准和要素，都只是一种相对的衡量尺度，在理解和运用时应注意以下问题：

第一，一个人的心理健康水平与他的不健康心理和行为相关，但并非一一对应。判断一个人的心理健康状况，不能简单地根据一时的感性经验下结论。心理健康是较长时间内持续的心理状态。一个人偶尔出现一些不健康的心理和行为，并非意味着这个人就一定是心理不健康。不健康的心理和行为要持续多久才是心理不健康(或者是心理变态)，要根据具体情况而定。非专业人员不可轻易地给自己和他人贴上标签。

第二，人的心理健康水平可分为不同的等级，是一个从健康到不健康的连续体，并且心理正常与异常之间并无确定的界限，而更可能是程度的差异。

第三，心理健康状态并非是固定不变的，而是不断变化着的，既可以从不健康转变为健康，也可以反之。因此，判断心理健康状况应有发展变化的眼光。

第四，许多的心理健康标准仅仅反映了个体良好地适应社会生活所应有的心理状态的一般要求，而不是最高的境界。每一个人都应追求心理健康和心理发展的更高层次、更积极的状态，充分地发挥自身潜能，促进自己的全面发展。在衡量一个人的心理状况时，除明确以上情况外，还要特别注意心理健康的依据问题，即立场不同，即使是同样的表现，也可能得出完全不同的结论。

三、心理健康标准是相对的

人的生理健康是有标准的，而定义人心理健康的标准远不及评估生理健康的标准那样具体而客观。由于受不同的社会文化背景、民族特点、经济水平、意识形态、学术思想导致的不同的认知体系、价值观念的影响，迄今尚无被世界各国、各民族公认的科学的标准体系。纵观当前心理健康标准的研究，有的从个体经验出发，即当事人按照自己的主观感受来判断自己的健康，研究者凭借自己的经验对当事人的心理健康进行判定；有的以社会适应为标准，即以社会中大多数人的常态为参照标准，观察当事人是否适应常态而进行心理是否健康的判断，行为若符合社会规范则心理状况正常或被判定为心理健康；有的以统计学为标准，依据对大量正常心理特征的测量取得一个常模，把当事人的心理与常模进行比较，多数人的行为模式被认为是健康的或正常的；还有的以自身行为为标准，每个人以往生活中形成的稳定的行为模式，即正常标准。事实上，这些标准都是相对的，而且都有其局限性。因为心理健康的标准还必须考虑年龄、性别、社会身份、情景等各种因素。在同一个人身上表现出来的既有健康的心理，也有不健康的心理因素。某些行为发生在孩子身上是正常的，但发生在成人身上则是变态的；某些行为在特定的社会背景和条件下是正常的，而在另一些社会背景或一般情况下出现则是变态。可见，心理健康是一个相对的概念。否则，按有些精神病学家和心理学家的观点，在现实生活中可能没有多少人是心理健康的正常人。

个体心理发展受多种因素的影响，各种形态的心理或精神症状都不是孤立存在的，而是相互影响、互相交织或互为因果的，往往表现为某种形态的症候群。比如抑郁总会伴随着焦虑、恐惧和哀伤，而焦虑也难免紧张和惶恐，不同的症状总是相伴而生，相随而行。由于心理现象极其复杂，每个人的情况又千差万别，我们不能像测量血压或体温那样划出一个心理健康与否的明确界限，所以在把握心理健康标准时既要注重个体层面的研究，又要注重社会层面的分析，将多种因素综合起来作整体考虑。

现代社会激烈的竞争使得人们的睡眠问题日益突出，大学生学习任务繁重、就业形势严峻、长期的情绪紧张、心理负荷过重造成大学生睡眠质量逐渐下降。通过对大学生参加健身跑锻炼前后睡眠质量和焦虑、抑郁症状进行比较研究，我们正在尝试为大学生参加锻炼以达到健身、健心的目的提供科学依据。

总之，健康包括身体健康和心理健康两个方面，其中心理健康又包括良好的心境和社会适应能力。日常生活中，人们能明显地感觉到，情绪以及心理状态的变化会显著地影响睡眠质量，而睡眠的好坏又与人们白天的工作、学习以及身体状况有着密切关系。现代医学研究证明：生物、心理与社会因素的相互作用，共同影响着个体的身心健康，也贯穿在疾病的预防、发生、发展和治疗过程中。

第三节　心理亚健康

亚健康是一个全新的健康理念。当今社会上有许多人，身体出现种种不适的病理现象，但医院检查又未能发现其器质性病变。针对这种情况，医生没有更好的办法来治疗，只能将这种状态称为亚健康状态。亚健康是介于健康与疾病之间的状态，一般是由于工作与学习过于紧张、心理承受压力过大而产生的。亚健康最重要的特征是容易疲劳、睡眠不足以及情绪不稳定。这些症状的出现可能与人的遗传基因、环境污染和不良的生活习惯等因素有关。因此，人们想要摆脱亚健康状态，不仅要靠药物的治疗，还要靠自己合理安排学习与工作的节奏、适当的运动和有规律的生活。由此可见，亚健康尽管不是病，但处于亚健康状态的人却是不健康的。

现代社会正处于转型期，日趋激烈的市场竞争、复杂矛盾的人际关系、快速多变的生活节奏都在不断地增加着人们的心理负担。压力的长期积累会导致人的心理逐步失衡，表现出心理亚健康，甚至诱发心理危机的产生。心理亚健康的表现多种多样，美国心理学家梅尔查斯将其归纳为情绪低落、自卑失助、放任冲动、角色混乱四大特征。也有的心理学家指出，现代人陷入亚心理健康状态时有以下七大信号：

(1) 焦虑感：烦恼不堪，焦躁不安，生气勃勃的外表下充满无奈。

(2) 罪恶感：自我冲突，有一种无能、无用感。

(3) 疲倦感：筋疲力尽，颓废不振，厌倦，无聊。

(4) 烦乱感：感觉失序，一团糟。

(5) 无聊感：空虚，不知该做什么，不满足，但不想动。

(6) 无助感：孤立无援，人际关系如履薄冰。

(7) 无用感：缺乏自信，觉得自己毫无价值，自卑羞怯，内疚和缺乏信心。

　　要特别指出的是，以上这些感受是人们陷入心理亚健康状态的指标，其中任何一项指标的出现，都必须引起重视，进行自我调节，维护心理健康。

　　摆脱心理亚健康状态，应从身心两个方面进行调适。从生理保健来说，应着重注意均衡营养，保障睡眠，劳逸结合，静坐放松，多晒阳光，适度锻炼等；从心理保健来说，应注意与人为善，兴趣广泛，悦纳自我，心境良好，人格和谐，放心宽松等。在日常学习与工作中，应注意生理和心理的自我保健，使自己成为身心健康的人。

第二章　做情绪的主人

第一节　情绪概述

在学习本章内容之前，请你评估一下此刻的心情，是开心的，平静的，还是不开心的呢？如果让我们来做个选择，1 是最不快乐，10 是最快乐，你会选择哪个数字来代表自己此刻的心情呢？

随着生活节奏的加快，生活压力的增大，越来越多的人常常在不经意间陷入悲观、抑郁等情绪当中。调查发现，影响大学生心理健康的因素依次为：情感挫折、人际关系不良、生涯困惑、睡眠障碍等。其中情感挫折排在第一位，大学生们的情感体验丰富复杂、情绪波动较大，还会经常面临各种各样的情绪困扰，这些情绪困扰如果不能得到及时的处理，就会影响到他们的心理健康。那么，情绪到底是什么？它又是如何产生的呢？

情绪及其产生

一、情绪的定义

每个人都知道情绪这个词，但是如果要具体解释这个词的意思，不是每个人都能解释清楚。比如在黑暗中，我们可能会体验到恐惧；看到一些现象，我们会感到好奇；如果考试不及格，我们会感到难过；如果吃到美食，我们会感到快乐；等等。这些都是我们所经历的情绪，它常常就是我们的感觉和体验。通常我们所说的情绪是指高兴、快乐、痛苦、悲哀等，一般发生时间短暂，而且容易变化。在心理学中，对情绪的定义是人对客观外界事物的态度和体验，是人脑对客观外界事物与主体需要之间关系的反映。我们可以从以下三个方面来理解这个定义。

首先，情绪是一种主观感受，或者说是一种内心体验，是以人的需要为中介的一种心理活动，它反映的是客观外界事物与主体需要之间的关系。外界事物符合主体的需要，就会引起积极的情绪体验，否则便会引起消极的情绪体验。比如遇到好事时，高兴、手舞足蹈等；遇到坏事时，伤心、悲观失望等。

其次，表情是情绪的外在表现形式。表情包括面部表情、身体表情和言语表情。其中面部表情是面部肌肉活动所组成的模式，面部的 42 块表情肌能表达大约 22 万种不同的表情，它们能比较精细地表现出人的不同情绪，是鉴定别人情绪的主要标志。身体表情是指身体动作上的变化，包括手势和身体的姿势。而言语表情是情绪在说话的音调、速度、节奏等方面的表现。

最后，情绪会引起一定的生理变化，包括心率、血压、呼吸和血管容积的变化。如愉快时面部微血管舒张，脸变红了；害怕时微血管收缩，血压升高、心跳加快、呼吸减慢，脸变白了。

当个体处于一定的情绪状态时，以上三个方面都会发生，可见情绪是一种多成分、多维量、多种类和多水平整合的复合心理过程。情绪的每一次发生，都兼容生理和心理、本能和习得、自然和社会等诸多因素的交叠。

◆ **知识延伸**

与情绪容易混淆的概念辨析：感觉、心情、情感

感觉(Feelings)：个人对情绪的主观认识，更私人化，因人而异。

心情(Moods)：主体所处的感情状态，比"情绪"延续时间长，感情波动不如"情绪"强烈。

情感(Affect)：经常被用来描述具有稳定而深刻社会含义的高级感情，如对事业的酷爱，对美的欣赏。情绪和情感同属于感情性心理活动的范畴，是同一过程的两个方面，情感是对感情性过程的体验和感受，情绪是这一体验和感受状态的活动过程。有时，情感包含了感觉、心情和情绪，有时也特指情绪。

二、情绪的产生

情绪是如何产生的？一般而言，情绪的产生主要有两个方面：一方面，情绪的产生是由于个体受到某种刺激以后产生的身心激动状态。这种刺激可能是我们在生活中所遇到的各种人和事，比如亲人相见、朋友来访、游览美丽的校园、得到帮助、被处罚等。外界的任何事物都会让我们产生各种情绪体验。另一方面，情绪的产生是我们每个人内在的心理活动所引发的。比如回忆起快乐的童年、想象一个美好的未来、联想到自己的悲惨经历，或者是一些生理性刺激等。所以，外界的刺激是情绪产生的客观原因，而内部的主观认知是情绪产生的内在原因。

不同的人对同样的外界刺激会产生不同的情绪反应。比如，同样面对春天，杜甫写的是"感时花溅泪，恨别鸟惊心"的伤感，而孟郊写的是"春风得意马蹄疾，一日看尽长安花"的欢快。同一个人对不同的外界刺激也会产生相同的情绪反应，比如失去亲人、失恋、考试失败，都会让我们感到伤心难过。不同的人格特征、生活经历会影响到我们对外界刺激的加工方式，进而产生不同的情绪反应和态度。而通过改变加工方式，也可以改变我们对事物的情绪反应和态度。情绪渗透在大学生活的方方面面，影响着大学生的健康、学习和生活。了解情绪如何产生可以帮助我们进一步认识自身的情绪。

我们形容人的情绪多变，会说"没有无缘无故的爱，也没有无缘无故的恨"。每个人都能够体验到情绪状态的发生，但是在情绪状态下所伴随的生理和行为反应是我们无法控制的。人们处于某种情绪状态时，自己是可以感觉得到的。别人虽然可以通过察言观色去揣摩当事人的情绪，但并不能直接地了解和感受。情绪的发生因人、因时、因地、因事而不同。有些情绪可以给人带来鼓励和力量，有些情绪可以让人被动和放弃，有些情绪可以帮助我们取得进步和获得成功，有些情绪可以让人退缩和逃避……总之，不同的情绪对我们产生不同的作用。情绪可能制约人、可能成就人、可能损害人，也可能激励人……获取更多有利情绪，对我们尤其重要。

三、情绪的分类

1. 按情绪的形成和发展分类

从情绪的形成与发展的角度，可将情绪分为基本情绪和社会情绪。

情绪的分类及
影响

基本情绪主要是指与人的生理需要相联系的内心体验，例如恐惧、快乐、愤怒、悲伤、厌恶等。基本情绪与原始人类的生存息息相关，在个体幼年时期就已经形成了，带有先天遗传的因素；社会情绪是指与人的社会性需要相联系的情绪反应，表现为一种较为复杂而又稳定的态度体验，例如骄傲感、内疚感、羞愧感等。社会情绪是随着后天人的成长而逐步发展和形成的。社会情绪是在基本情绪的基础上形成和发展起来的，同时又通过基本情绪表现出来。大学期间，同学们更多地是形成和丰富自己的社会情绪体验。

2. 按情绪的状态分类

从情绪的状态角度，可将情绪分为心境、激情和应激三种。

(1) 心境：一种微弱、弥散和持久的情绪，即平时说的心情。心境的好坏常常是由某个具体而直接的原因造成的，它所带来的愉快或不愉快会保持一个较长的时段，并且把这种情绪带入工作、学习和生活中，影响人的感知、思维和记忆。愉快的心境让人精神抖擞、思维活跃；而不愉快的心境让人萎靡不振、思维麻木。

(2) 激情：一种猛烈、迅疾和短暂的情绪，类似于平时说的激动。激情是由某个事件或原因引起的当场发作，情绪表现猛烈，但持续的时间不长，并且牵涉的面不广。激情通过激烈的言语爆发出来，是一种心理能量的宣泄，从一个较长的时段来看，对人的身心健康的平衡有益，但过激的情绪也会使当时的失衡产生可能的危险。当激情表现为惊恐的时候，如全身发抖、手脚冰凉、浑身瘫软，那需要赶快送医院了。

(3) 应激：机体在各种内外环境因素及社会、心理因素刺激时所出现的全身性非特异性适应反应，又称为应激反应。这些刺激因素称为应激源。应激是在出乎意料的紧迫与危险情况下引起的高速而高度紧张的情绪状态。应激最直接表现是精神紧张，指各种过强的不良刺激，以及对它们的生理、心理反应的总和。

3. 按情绪的性质分类

从情绪的性质角度，情绪可以分为积极情绪和消极情绪。

外界刺激能否满足个体的需要决定产生情绪的性质和内容。如果需要得以满足，人就产生肯定性质的体验，如快乐、满意等积极情绪；反之就产生否定性质的体验，如悲伤、恐惧、愤怒等消极情绪。情绪不仅有性质差别，还有强度的差异。情绪体验的强度有生理反应和行为反应上的差异。行为在身体动作上表现得越强，说明情绪的强度越高，例如手舞足蹈的开心、大发雷霆的愤怒、痛哭流涕的悲伤和茶饭不思的忧伤等。消极情绪通常包括悲伤、愤怒、紧张、焦虑、痛苦、恐惧、厌恶、压抑等。最常见的积极情绪包括喜悦、感激、宁静、兴趣、希望、自豪、逗趣、激励、敬佩和爱等。

◈ **知识延伸**

基本情绪的发现者——保罗·艾克曼

美国心理学家保罗·艾克曼提出不同文化的面部表情都有共通性。20世纪60年代，他开展了第一次跨文化研究，游历了美国、智利、阿根廷和巴西。到了这些国家，他都会向当地人展示不同面部表情的照片，并要求他们把这些照片归类为愉悦、悲伤、愤怒、惊讶、恐惧和厌恶六种不同情绪。艾克曼发现人们的归类结果高度一致。比如笑脸被归类为愉快等。

为了验证情绪在不同文化中的共通性，他去了从未接触过西方文明的巴布亚新几内亚原始部落。在该岛独特的文化中，艾克曼发现没有任何在自己文化中不熟悉的表情。他向岛上的居民展示了之前研究中使用的相同照片。他让当地人从三张照片中挑出与他所描述的故事(如这个人刚刚死了孩子)情绪匹配的一张。他要求受访者辨认各种面部表情的图片，并且要用面部表情来传达自己所认定的情绪状态。结果发现这六种情绪的识别和表达在两种文化中高度一致。因此他提出快乐、悲伤、愤怒、厌恶、惊讶和恐惧六种情绪是所有人类都能识别和体验的"基本情绪"。

到目前为止，研究者仍在争论基本情绪到底有多少种，有些人认为少于六种，有些人认为超过六种。艾克曼也将基本情绪增加到21种。但关于基本情绪的共识是一致的：基本情绪是与生俱来的，全人类共通的，并能够通过面部表情表现出来。艾克曼现在是加州大学旧金山分校的心理学名誉教授，拥有自己的公司保罗·艾克曼集团，并因为在情绪研究方面的成就被评选为"2009年《时代周刊》最具影响力100人"。

四、情绪的影响

1. 情绪与健康

情绪与机体免疫力系统相关。压力下的个体常处于不良情绪当中，压力下的个体释放出的激素会影响个体的免疫力。在短期内，压力会抑制免疫力，可能是为了保存精力以应付当下的危机。但若长期处于强大压力下，则可能会对免疫系统造成永久的抑制效果。情绪可以通过大脑影响心理活动和全身的生理活动。抑郁、焦虑等消极情绪和一些身心疾病的发生密切相关，而体验到更多积极情绪的人寿命更长。积极情绪可以使人体内的神经系统、内分泌系统的自动调节机能处于最佳状态，有利于身体健康。因此，良好的情绪状态是健康的需要，也是生活和生命的需要。

消极情绪都是坏的吗？当然不是！某些消极情绪对我们的生存具有重要意义。比如：恐惧让我们可以逃离危险，远离伤害；适度紧张有利于调动全身的力量来应对面临的问题，适度焦虑可以帮助我们更好地为未来做好准备；悲伤和愤怒可以帮助别人更好地看到我们的情绪体验，并改变他们的行为。在当代社会环境下，个体面临的压力比较大，常常会陷入到更多消极情绪当中。例如：长期的压抑可能造成抑郁；长期的恐惧可能会让身体发生病变。个体愤怒 10 分钟所耗费的精力，不亚于参加一次 3000 米的赛跑。因此，愤怒的心理反应是十分强烈的，它的分泌物比任何情绪都复杂。过度的消极情绪会显著威胁到个体的健康。

2. 情绪与成功

你是否有过这样的经历：当你情绪高涨，处于兴奋、愉悦状态的时候，就会感觉自己所向无敌，做起事情来也得心应手，特别顺畅。而当你感觉情绪低落、沮丧、灰心失望的时候，即使是很简单的事情，也会变成挡住去路的高墙，让你感到无能为力。积极情绪并不能保证事情成功，但是拥有积极情绪可以改善我们的日常生活。一个拥有积极情绪的人，他的人生态度是积极的，不管是在学习、工作还是生活中，他都能很好地完成任务。因此，这样的人能够在生活中更好地实现自我价值。自我价值实现得越多，自我肯定的成就感就越多，之后也能拥有更多的积极情绪，并最终形成一个良性循环。相反，一个情绪常常消极的人，心情忧郁，整天愁眉苦脸地面对生活，不管做什么事情都消极被动，甚至常常错误百出，那么他在人生中的自我价值就实现得越来越少，自我否定等经历会不断增加，情绪也会更加消极抑郁，从而形成一个恶性循环。心情愉快、心态平和更能促进个体做弹性与复杂思考，有助于开拓思路与自由联想，有助于提高智能，所以积极情绪能够促成积极状态，是成功的助力器。

3. 情绪与幸福

幸福是一种主观感受，拥有积极情绪的人更容易感受到幸福，而被消极情绪所淹没的个体则很难感受到幸福。生活是一面镜子，你对它笑，它便对你笑；你对它哭，它也便对着你哭。拥有更多的积极情绪能够帮助我们拥有幸福快乐的人生。许多人的幸福感很大程度上来源于他的个性、魅力和亲和力。而个性中，最吸引人的要数亲和的笑容了。拥有积极情绪的人更容易绽放笑容，并感染别人，让自己和他人感受到幸福。

第二节　大学生的情绪特点与情绪困扰

一、大学生的情绪特点

伴随身心不断发展，大学生的情绪更加深刻与丰富，情绪的表达趋于隐蔽，情绪的变化趋于稳定，但仍然存在着许多不成熟的方面，表现出一些特殊的情绪反应。大学生的文化水平、生理发展特点、社会角色等因素使得大学生的情绪有着与其他年龄阶段不同的特征。

大学生情绪特点
与情绪困扰

1. 情绪体验深刻而丰富

大学生处在人生中情感最为丰富、强烈的阶段——青春期。告别了高中单调枯燥的学习生活，在大学中他们接触到了更为广阔的天地。自由的环境、五湖四海的朋友同学、新鲜刺激的环境，为大学生的情绪活动提供了丰富的对象与内容，也使得大学生的情绪体验更加丰富与深刻。

2. 冲动性与爆发性

大学生的情绪体验迅速而强烈，易受到当时所处环境的影响，快乐与愤怒常常一触即发。大学生正处于自我意识的发展阶段，缺乏对外界变化的应变能力，容易因不良情绪而影响自己的行为。对人对事都比较敏感，在遇到外界刺激或重大突发事件时容易冲动。大学生会对自己感兴趣的事情产生极大的热情，而对不符合自己观念的事情表现出强烈的不满，一旦受到某种强烈的外部刺激，情绪便会突然爆发，以致失去理智，在语言、动作和行为等方面失去控制，导致破坏性的后果。

3. 波动性与两极性

大学生普遍具有较高的智力水平和文化修养，对社会的认识和人生的理解逐步深入，对自己的情绪有了一定的调控能力，情绪逐步趋于稳定。但是由于生理和心理发展的不平衡性，大学生的内心往往存在着各种矛盾冲突，情绪起伏较大，容易受外界环境的影响，时而激动，时而平静，时而积极，时而消极，考虑问题易走极端，波动性和两极性较明显。

4. 矛盾性与复杂性

处于青年期的大学生面临许多人生重大选择，常常会呈现出一种矛盾和复杂的情绪状态，如既希望独立又希望依赖，对自己既不满又不想负责任，既希望得到他人的理解又不愿意接受他人的关心等复杂而矛盾的心情。

5. 外显性与内隐性

大学生对外界刺激比较敏感，反应比较迅速，情绪表现比社会中的成年人更直接和外露，喜怒哀乐常形于色，很容易被人察觉。随着自我意识和社会意识的发展，大学生的情绪内涵更加丰富，自制力逐步增强，情绪表达方式逐渐变得隐晦和含蓄。他们会在一定的情境下压抑或控制极端情绪，隐藏自己的真实想法，以掩饰和敷衍等方式来隐藏内心的情感。不少大学生常会将情绪隐藏起来，体现为外在表现与内在体验并不一致，这会无形中增加个体孤独和苦闷的情绪。

二、大学生常见的情绪困扰

大学生的情绪困扰一般是指大学生的消极情绪。当代大学生面对社会期望高、学习负担重及人才竞争激烈的情况，会产生较大的心理压力，经常处于紧张状态，容易产生负面情绪。如果不能正确地处理和调节这些情绪，极易产生不同程度的情绪困扰。

1. 焦虑

焦虑是伴随某种不祥预感而产生的一种内心不安的紧张情绪，是紧张、害怕、不安、担忧和烦躁等交织在一起的复杂情绪体验。焦虑是大学生常见的情绪困扰。当他们对未来感到迷茫、对结果没有把握、遭遇挫折，或是在需要付出巨大努力的事情来临时，往往会产生这种情绪体验。焦虑对大学生的影响是复杂的，中等焦虑能维持适度的紧张状态，使他们注意力集中并提高工作和学习的效率。但过度焦虑却会使人的内心感到不安、无法放松、彷徨恐惧、心神不宁、思维混乱、注意力不集中，甚至导致记忆力下降、头痛、失眠和食欲不振等不良的生理反应，严重影响大学生的生活、学习和身心健康。

2. 抑郁

抑郁是指精神受到压抑而产生的一种消极的情绪状态，常常与苦闷、不满、烦恼和困惑等情绪交织在一起。一般看来，性格孤僻内向、敏感多疑、不善交际、生活遭遇挫折或长期努力得不到回报的学生易陷入抑郁状态。大学生抑郁情绪主要表现为心情低落、少言寡语、兴趣减退、缺乏活力、思维迟缓、消极自责、难做决定、对前途感到悲观、对生活失去信心、回避社会交往以及易愤怒却又极力压制情绪等，同时还会伴有失眠、容易疲劳、饮食紊乱、注意力不集中、记忆力减退等生理症状。

3. 恐惧

这里所说的恐惧是带有病理性特征的恐惧，即对常人不害怕的事物感到恐惧，或恐惧体验的强度和持续时间远远超出常人的反应范围。通常表现为害怕、担心，并伴有各种焦虑反应，如紧张、不安和逃避等。易产生恐惧情绪的大学生多敏感、孤僻、胆小、依赖性强。当某一类特定的事物或情境出现时，他们就会紧张害怕、手足无措、语无伦次、回避退缩，明知没有必要但又难以克服。严重的恐惧情绪会发展成为恐惧症，并伴有心慌、胸闷、心跳加速及神经紧张等生理反应。如果不及时寻求心理治疗，会使人背上沉重的思想包袱、终日惶惶不安，甚至给人生蒙上阴影。

4. 易怒

愤怒是在客观事物与人的主观愿望相违背时，或因愿望无法实现时产生的一种激烈的情绪反应。发怒时会使人丧失理智、思维受阻、行为冲动，以至造成许多不良后果。有研究表明，愤怒产生时，会出现心跳加速、心律失常等症状，严重时甚至会导致心脏病、高血压等病症。大学生内分泌系统处于空前活跃时期，大脑神经过程的抑制和兴奋发展不平衡，自制力较差，易冲动，容易因不经意的小事而产生无法控制的愤怒情绪。易怒是大学生常见的一种情绪困扰。他们在遇到某些事件或外界刺激的时候，往往缺乏冷静的分析与思考，容易愤怒，斗一时之气、逞一时之勇。如因一句刺耳的话或一件不顺心的小事而暴跳如雷，因别人的态度、观点与自己相悖而争执不休，因人际关系问题而出口伤人，因挫折失败而过分自责、迁怒自己等。

5. 冷漠

冷漠是指个体对外界刺激缺乏相应的情感反应，对生活中的悲欢离合无动于衷、漠不关心的情绪状态。它往往是个体遇到挫折后，对付焦虑的一种防御手段，主要表现为缺乏积极的认识动机、活动意向减退、情感淡漠、意志衰退及思维停滞等。处于冷漠状态的大学生大多对周围的事物漠不关心，对集体和同学的态度冷淡，对自己的前途和国家的命运漠然置之，习惯将自己游离于社会群体之外。而事实上，这种情绪并非逆来顺受或冷漠无情，而是压抑内心痛苦和挫折情绪体验的消极表现形式。冷漠会造成责任感的下降、生活意义的缺失，以及对自我价值的放弃。如果个体长时间处于冷漠的状态，就无法释放其内心的巨大能量。这种能量一旦超过一定限度，就会完全爆发出来，使心理平衡遭到破坏，危害身心健康。

第三节　情绪调节与管理

一、情绪的不良应对方法

俗语说，人生不如意十之八九。美国密歇根大学心理学家南迪·内森的研究发现，一般人的一生平均有十分之三的时间处于情绪不佳的状态，因此，我们常常需要与不良情绪作斗争。比如当你听到自己失去了一次本该到手的奖励机会时，你就会怒气冲冲，坐卧不安，随时准备找人评评理，或者"讨个说法"。生活中很多大学生可能采取一些不太适当的方法来处理自己的不良情绪，导致一些不良后果的出现。

1. 压抑

藏在心里、忍在心里会造成个体的心情不稳定，进而带来很多的心理问题。比如过分压抑自己的负性情绪，即不去表达或者不善于表达焦虑、抑郁、悲伤等情绪，尤其是经常竭力压制原本应该发泄的愤怒情绪。长期处于低落状态，却压抑自己内心的不良情绪，就可能造成抑郁等情绪情感障碍。

2. 发泄

发泄的方式包括发脾气、暴食和疯狂购物等行为。每次发泄的当下情绪感受似乎会变得好些，但是这种处理方式导致的是发泄的重复，变本加厉，造成很大的后遗症。发脾气会影响你的人际关系，可能让别人对你产生不好的看法。暴食常常导致肥胖等健康问题，并产生身体形象的困扰。疯狂购物则容易引发经济问题，导致欠债过多、入不敷出等问题。

3. 逃避

我们在生活中遇到自己不愿意去面对或者无法解决的问题时，也会倾向于选择逃避。逃避当时有点效果，但是每当夜深人静、独自一个人的时候，或者临睡前，事情和情绪便又涌出来，往往会造成失眠。很多人通过过度玩手机和打网络游戏，获得情绪上的暂时解脱，但是有的可能诱发成瘾问题，有的可能导致更严重的身心健康问题，有的可能导致人际关系紧张；也有些人通过抽烟、喝酒等方式处理不良情绪，但是容易成瘾和对身体产生伤害。然而，无论选择何种方式，逃避的效果都是临时的、短暂的，它很少能真正地解决问题，反而会使我们错过解决问题的最佳时机，让问题变得更加复杂。

二、情绪调节的一些途径

1. 觉察并接纳自己的情绪

人非草木，孰能无情，是人都有七情六欲，体验到任何情绪都是十分正常的。紧张、焦虑、烦恼等情绪并不可怕，它们如果出现，我们也不需要惊慌失措。让自己平静下来，就会有更多的精力去考虑该如何应对所面临的真正问题。

要进行情绪管理，第一步就是要正确觉察自己的情绪。所谓情绪的觉知，就是对自己正在发生的情绪具备一种敏锐度，了解各种感受的前因后果。第二步则是要接纳自己的情绪，只有先接纳自己的不良情绪，才能够合理地面对它，打败它。一味地压抑和否认自己的不良情绪往往会适得其反。接纳自己的情绪，需要用平常心来面对自己的情绪波动，不去苛求自己。

2. 转移注意力

将注意力从诱发自己不好情绪的事情上暂时转移开来，或者离开让自己不舒服的环境，做自己喜欢的事情，比如转移话题、找朋友打球或看电影等。还可以做一些活动让自己完全投入其中，比如旅行、读书、玩一些轻松的小游戏等，都可以帮助我们暂时从消极情绪中跳出来。

3. 合理宣泄

当消极情绪笼罩全身时，我们一定要学会合理的宣泄。比如做各种运动、找人倾诉、大声呼喊、哭泣、写日记等方式，都能达到释放消极情绪的目的。

4. 寻求社会支持

在自己情绪不好的时候，寻找亲人、朋友、恋人、老师、同学等的支持，与他们进行情感链接。这种支持的力量往往可以让自己获取力量，减少消极情绪。

5. 放松训练

通过听轻音乐、练瑜伽、休息、洗澡、放松训练等形式都可以达到放松身心的目的。

◈　**知识延伸**

三 调 放 松

三调放松即调身、调息和调心。调身，即端正坐姿，要求伸腰直背，双手平放于膝上，双目轻合。调息，即只注意呼气，不问吸气；做 5 次缓慢的呼气，不要完全呼尽，要适当留有余地，使自己能够平缓地过渡到下一次呼吸。调心，即将意念放在呼气上，跟随着呼气；保持安静平和，无杂念。采用这样的方式，让自己有一个舒适的坐姿，保持 5 到 10 分钟，每天坚持，可以获得更多的积极情绪体验。

三、认知改变情绪

1. 情绪的 ABC 理论

首先看一个例子：甲、乙一起在路上走，遇到认识的丙，但丙没跟他们打招呼就走过去了。甲心想："他可能正在想事情，没注意到我们，或许有什么特殊的原因吧。"乙则想："他是故意的，就是不想理我！凭

情绪 ABC 理论

什么这样看不起我？"于是，甲觉得无所谓，情绪平稳，该干什么干什么，而乙则愤愤不平，该做的事情也做不下去了。同样的情形，为什么甲、乙的情绪和行为反应不同呢？

情绪 ABC 理论的提出者，美国心理学家阿尔伯特·埃利斯想要告诉大家的是：人不是被事情本身所困扰，而是被他们对事情的看法所困扰。其中 A 指诱发事件(Activating Events)，B 指信念(Beliefs)，C 指情绪和行为的结果(Consequences)。通常，我们认为情绪和行为是由诱发事件直接引起的，即 A 引起 C。但 ABC 理论则认为，诱发事件 A 只是引

起情绪及行为反应的间接原因，而 B 即我们对诱发事件所持的信念才是引起情绪及行为反应更直接的原因。信念是我们对某些事物的共同观念。

在上例中，甲可能的信念是对人要宽容，乙可能的信念是别人绝不能不公正地对待我。前者是合理信念，后者则是不合理信念。合理信念引起我们对事物适当、适度的情绪和行为反应；而不合理信念则导致不适当的情绪和行为反应。持有不合理信念越多的个体，越容易陷入不良情绪当中。那么，什么样的信念是不合理的呢？不合理信念有三个特征：

(1) 绝对化要求：以自己的意愿为出发点，认为某一事物必该发生或不该发生，通常与"必须""应该"这类字眼相联系。例如，"我必须获得成功""别人应该很好地对待我"。当事情没有像想象的那样发生时，个体就会难以接受现实，极易陷入自卑自贬的抑郁情绪当中。然而，客观事物的发生、发展都有一定的规律，不可能按某个人的意志去运转。

(2) 过分概括化：以偏概全，以一概十，典型特征是以某一件或某几件事来评价自身或他人的整体价值，常把"有时""某些"过分概括化为"总是""所有"等。遇到挫折便认为"我总是失败"，或别人稍有过失就认为"他就是个白痴"，常导致自卑自责、自暴自弃，引起焦虑和抑郁，或一味责备他人而产生敌意和愤怒的情绪。然而，世界上没有一个人是完美无缺的，所以，每个人都应接受自己和他人犯错误。无论评价自己或他人，都应该评价一个人的行为而不是去评价一个人。

(3) 糟糕至极：某件事情发生了，必定会非常可怕、糟糕透顶、非常不幸。糟糕至极的想法常与绝对化要求相继出现。当个体认为的"必须"和"应该"并未发生时，就会无法接受现实，认为"这种情况糟糕极了""我是这个世界上最倒霉的人"，陷入悲观和抑郁中难以自拔。而任何事情都可能有比之更坏的情形发生，没有任何一件事情可以说是百分之百糟糕的。

◆ 知识延伸

找出不合理信念

表 2-1 列出了埃利斯在心理咨询和治疗过程中发现的 11 种不合理信念，请你做出自己的选择：

表 2-1　不合理信念表

信　念	有道理	说不清	无道理
1. 人应该得到自己生活中每一位重要人物的喜爱与赞许	1	0	−1
2. 一个有价值的人应该在各方面都比别人强	1	0	−1
3. 对于有错误的人应该给予严厉的惩罚与制裁	1	0	−1
4. 如果事情非己所愿，将是可怕的	1	0	−1
5. 不愉快的事情是由外在因素引起的，自己不能控制与支配	1	0	−1
6. 面对困难与责任很不容易，倒不如逃避更好	1	0	−1
7. 对危险与可怕的事要随时警惕，经常提防其发生的可能性	1	0	−1

续表

信　念	有道理	说不清	无道理
8. 人要活得好一点，就必须依赖比自己强的人	1	0	−1
9. 以往的经历和事件对现在具有决定性的难以改变的影响	1	0	−1
10. 对于他人的问题应当非常关切	1	0	−1
11. 任何问题都有一个唯一正确的答案	1	0	−1

上述题目完成后，得分越高代表你的不合理信念越多，内心面临的情绪困扰可能也会越多。

2. 理性情绪疗法

首先，从一件典型事件入手找出诱发事件 A，反思自己对该事件的感觉、情绪和行为反应 C，追问自己为什么会体验恐惧和愤怒等情绪，分析自己所持有的信念中哪些是合理的，哪些是不合理的，列出所有的不合理信念 B。注意：找出的 B 是自己不合理的信念而不是外在的表面的原因。不合理的信念往往与"应该""最好""必须""总是""绝对"等结合，产生自我惊吓和自我贬意等思维。

比如，和同学发生了争吵，伤心难过，是因为下列不合理信念：我应该得到周围人的欢迎；他总是对我不友好；这种情况糟糕极了。找到不合理信念后，如果将其替换为合理的信念：没有人总能得到周围人的欢迎；发生争吵是常见的事情，不一定代表他不友好；争吵让我们更了解对方，情况不算太糟，从而使情绪恢复平静。

那么，我们如何将不合理信念替换为合理信念呢？埃利斯以 ABC 理论为基础，创立了合理情绪疗法，也称"理性情绪疗法(ABCDE)"，是帮助求助者解决因不合理信念产生的情绪困扰的一种心理治疗方法。其中，D(Disputing Irrational Beliefs)是指与不合理的信念辩论，E(Effects)是指通过治疗达到的新的情绪及行为的治疗效果。实际生活中，当我们面临情绪困扰时，通过分析 A 和 C 来辨析 B，然后通过 D(对 B 进行辩论)，可以进入 E 的阶段，E 就是效果，指获得行而有效的理性思维，能以合理的思考取代不恰当的思考。表2-2 的例子可以帮助我们更好地理解理性情绪疗法。

表 2-2　理性情绪疗法步骤表

A 诱发事件	每天看见父亲严肃的面孔
B 不合理观念	人们(父亲)只要没有不顺心的事情就必然满面笑容，一个人只要不笑，就必然是在生气
C 情绪/行为反应	紧张焦虑，唯恐做错什么事，很难受
D 反驳不合理观念	一个人只要不笑，就必定是在生气吗？不一定，因为…… 即使父亲不笑是在生气，就一定是针对我吗？不一定，因为…… 即使父亲不笑是因为生我的气，就一定糟糕透了吗？也不一定，……
E 新效果	因此，父亲有时不笑是正常的，父亲不笑不一定针对我，父亲即使生我的气，也不表明我是个坏儿子。通过辩论消除了一些紧张情绪。后来，父亲不笑时，询问"您在想什么？"发现父亲只是时常考虑工作上的事情，所以不笑。父亲也认可自己是个合格的儿子，随后看到父亲严肃的面孔就没那么焦虑了

3. 改变认知的其他方法

(1) 换位思考：在同样的时间、地点、事件里，把自己换成对方，设身处地去感受和体谅对方。换位思考需要个体能够共情到对方，即能从对方的角度看问题，能设身处地地考虑对方的感受和需要。比如，和同学发生矛盾时，内心产生不舒服的感受。如果进行换位思考，真诚地为他人着想，从对方的角度去考虑问题，那么自己内心的不舒服感就会减少。

(2) 升华：学会升华，将苦闷、愤怒等消极情绪与头脑中的闪光点、社会责任感联系起来，从而振作精神，激励我们奋发向上。如司马迁忍辱著史、孙膑刑而著书等故事就是消极情绪升华的实例。

(3) 自我暗示与自我激励：两者比较相似，但区别在于自我暗示是自己主动、自觉地通过言语、手势等间接、含蓄的方式向自己发出一定的信息，使自己按自己示意的方向去做；而自我激励是通过多种直接明了的方式激励、约束自己。比如考试时，告诉自己别紧张，冷静应考是自我暗示；而采用名言警句来激励、约束自己是自我激励。这些途径都能帮助我们更好地处理消极的情绪。

总之，每个人的情绪都随时在变化着。同样的事件，不同的认识可能产生不同性质的情绪。事物对我们的意义往往是多方面的，常常是既有消极的一面，也有积极的一面，因此，积极情绪和消极情绪之间是相对的，可以相互转化。我们可以通过上面的这些方法来减少消极情绪，增加积极情绪的感受。

第四节　提升你的积极情绪

一、认识积极率

两千多年前，古希腊哲学家亚里士多德就提出生命的意义在于快乐。我们每个人一生中所做的任何事情都是为了追求快乐或者逃避痛苦。换句话说，我们做事情的动机和目的都只有一个，就是让自己快乐，并拥有积极的情绪和感受。一个人的积极情绪越多，人生的快乐越多。

提升你的积极情绪

积极情绪可以帮助我们拥有健康的身心、成功的事业和幸福的生活，那么我们该拥有多少积极情绪呢？芭芭拉·弗雷德里克森通过统计人们每天体验到的积极情绪的数量发现，无论个人、家庭或组织，能够促进个体蓬勃发展的积极情绪和消极情绪的比例都是 3∶1，这个比例也称为积极率。如果缺失了消极情绪，个体就会变得轻狂、不踏实、不现实。如果缺失了积极情绪，个体则会在痛苦中崩溃、压抑甚至绝望。比如抑郁症患者的积极情绪和消极情绪的比例是 1∶1。过多的消极情绪让抑郁症患者时常处于低落、痛苦的状态。生活中，人们常常存在"消极情绪偏见"(Negativity Bias)，即坏事总是比好事给我们带来更强烈的情绪感受。然而，人们在生活中大多数时候感觉还是良好的，糟糕的感觉还是比较少见的，这种不对称性，称为"积极情绪抵消"(Positivity Offset)。3∶1 的临界点揭示了这个有意思的现象：当积极情绪和消极情绪的比例小于 3∶1 时，积极情绪很可能是惰性的，被消极情绪的影响所淹没。只有当积极情绪和消极情绪的比例大于 3：1 时，积极情绪才能拥有足够的力量表达出来，并压倒消极情绪。只有在这个时候，积极情绪的扩展和建构效应才能显现出来，也只有到这个时候，人们才能在自己的生活中看到积极情绪所展现出来的惊人效应。

弗雷德里克森认为个体可以将 3：1 的积极率作为目标。我们在日常生活中如果遭受了一次痛彻心扉的消极情绪，那么需要体验至少三次振奋人心的积极情绪才能抵消那次消极情绪带来的不良影响。所以 3：1 的临界点比值对于我们的生活具有重要意义，能够帮助我们摆脱不良状态，并且预测我们在今后的生活中是积极上进还是萎靡不振。对个体而言，在生活中争取积极率高于 3：1，那么就有足够的积极情绪帮助其积极上进。这个比值不仅适用于个体，也适用于一个家庭或者一个团队。虽然积极情绪可以为我们带来诸多好处，但是积极情绪并不是越多越好，消极情绪也并非越少越好。数学模型发现，积极情绪与消极情绪的比值上限在 11：1 左右。积极率超过 11：1 可能会让人轻浮、傲慢，反倒会阻碍个体的成长。所以，当我们将积极率维持在 3：1 到 11：1 这个范围内时，积极情绪就能够对我们的人生起到正向的促进作用。

二、提升积极情绪的十种方法

克服消极情绪可以让我们不再常常处于悲伤抑郁当中，而学会提升积极情绪，则可以让我们变得更有活力，生活更加欣欣向荣。在这里和大家分享提升积极情绪的十种方法。

1. 真诚是重要的

我们需要让自己的步伐慢下来，带着真诚用心去看、去听、去感受周围的世界。这种真诚的态度能够给我们带来积极的情绪体验。

2. 找到生命的意义

人生不如意十之八九，所以我们常常要面对生活的磨难和考验，我们无法将消极情绪完全驱除，但是我们仍然可以用积极的方式来定义不愉快或磨难，建构和提升生活的积极意义，这样才会增加积极情绪。

3. 品味美好

品味美好实际上就是在好的事情中寻找好的方面，让原本积极的事物变得更加积极。比如用欣赏的眼光来看待准备一顿晚餐所包含的所有积极方面，感受新鲜的瓜果蔬菜、品尝各种调料的香气、享受烹饪的成就感、体会和朋友家人一起分享美食的美好心情等等，一顿美餐可以让我们品味到许许多多的美好。注意品味不是分析，而是整体的欣赏和感受。

4. 数数福气

将生活中的一些平凡的事情看作福气，可以提升我们的积极情绪。尤其是我们习以为常的事情，比如校园里盛开的花朵。常怀感恩的心，可以让我们发现自己的福气多多，积极情绪也会随之而来。

5. 计算善意

当我们计算善意时，可以促使我们对周围的人表现出更多的善意，关注他人，乐于助人。一旦我们表现出善意，我们也能从周围的人那里感受到更多的善意，善意和积极情绪之间的良性循环就得以启动，更多的善意也就意味着更多的积极情绪。

6. 梦想未来

另一种提高积极情绪的简单方法是更加频繁地梦想自己的未来。为你自己构想最好的将来，并非常详细地将之形象化。通过这种形象化的梦想未来，可以获得更多的积极情绪。

7. 利用优势

了解和利用自己的优势，可以让我们获得生活中更多的积极意义，并感受到更多的积极情绪。能够利用自己的优势做事或者可以做自己擅长的事情的人，更容易获得积极情绪。利用优势可以让我们发现自己对生活的独特影响和贡献，可以让我们体验到人生的价值。

8. 与他人走在一起

和谐的人际关系和积极情绪之间是一种相互的依赖关系。与亲人、爱人、朋友等周围的人建立和谐的、温暖的和可依赖的关系，往往能给我们带来积极情绪。拥有积极情绪的个体，更容易与人建立联系，易于沟通，带给别人美好的感受，从而也更容易建立更深入和更令人满意的人际关系。

9. 享受大自然的美好

与大自然相处，让我们可以获取积极情绪。户外运动和活动是比较好的途径。当我们沉浸在大自然的怀抱中时，能感受到大自然的魅力。大自然的广阔让我们的视野变得开阔，头脑变得丰富，也让我们将许多烦恼抛之脑后，所以享受大自然的美好，可以让我们拥有更多的积极情绪。

10. 打开心灵

保持开放性，能够提升我们的积极情绪。打开心灵，我们就会进入积极情绪所产生的开放性思维空间。当我们的心灵对美好保持开放，练习接受美好时，积极情绪就会增加。

每个人都是自己生活的主人，选择积极还是消极都是自己来决定的。如果总是看到事物不好的一面或者消极的事物，只会让自己感到悲伤、压抑、自卑。如果换个角度，多尝试看到事物好的一面或者多关注那些积极的事物，多想想高兴的事情，就会自觉地用积极情绪代替消极情绪。而积极情绪一旦被调动起来，会使大脑皮层处于兴奋状态，逐渐减少或者抵消消极情绪的影响。拥有积极情绪的人往往是乐观的人，他可以变通地看待事物，感受事物的美好。生活的遭遇给了我们消极情绪，但我们可以创造积极情绪。正如哈佛大学教授亨利·霍夫曼所说："你是否快乐或痛苦，不完全取决于你得到什么，更多地在于你用心去感受到了什么。"

◇ **知识延伸**

记录美好心情——生活中的快乐小事

科学证明记录生活中的好事是培育和增加积极情绪简单直接的方法，一开始可能会比较困难，但坚持一段时间就会逐渐变得容易，让我们拥有一颗善于发现快乐的眼睛。

具体做法：每晚睡觉前，用 10 分钟记下今天发生的三件好事，以及它们发生的原因。这三件好事不一定很大，比如今天上自习看书，有人冲我微笑或者朋友来看我，并请我吃饭。在每件好事的下面都写清楚它为什么会发生。如果今天发生的好事是朋友来看我，并请我吃饭，可以把原因写成朋友很关心我或者我们之间有深厚的友谊。

第三章 认识睡眠

第一节 科学认识睡眠

伯克利大学心理学和神经科学的马修教授曾经写过一本书，名叫《Why We Sleep》。书中有这样一段话："科学家们发现了一个可以延长生命的新方法。它能提高人的记忆力，增加人的魅力，让个体保持苗条的身材，保护其不得癌症和老年痴呆，不让人伤风和感冒。不仅如此，这种方法还能降低我们罹患心脏病、心梗和糖尿病的风险。人们会因此感觉更加的快乐，不抑郁、不紧张。"马修教授接着说："这个可以包治百病的良方，不是拥有奢侈品，而是睡眠。"

睡眠 1

此外，莎士比亚也曾把睡眠比作生命筵席上的滋补品。而世界卫生组织则把善于休息、睡眠良好定为身心健康十大标志之一。

人的一生当中，睡眠约占生命的三分之一。良好的睡眠是我们身体健康、良好生活的重要保证。高质量的睡眠不仅可以让人们的身体恢复所需的精力，消除疲劳，还是大脑正常运行的基础。

人若被剥夺睡眠，会受到许多意想不到的危害，甚至会失去生命。也许，一个人只喝水不进食尚可以活 7 天，但如果不睡眠，只能活 4~5 天。可见，睡眠是人生理机能的必须要求，是生命的必要过程；是机体复原、整合和巩固记忆等方面的必要环节；是身心健康的必要保障。因此，哪怕是穷得一无所有，也绝不要失去睡眠。

进入 21 世纪，人们的健康意识得到了空前的提高，"拥有健康才能有一切"的新理念正在深入人心，因此有关睡眠的问题引起了国际社会的关注。

世界卫生组织对 14 个国家 15 个地区超过 2 万人的调查结果显示，27%的人有多种睡眠障碍，包括失眠、打鼾、早醒等。失眠症对生活质量的负面影响很大，但目前，仍有相当多的失眠症患者没有得到合理的诊断和治疗，越来越多的人正在不知不觉中陷入睡眠的重重危机。

为唤起全民对睡眠重要性的认识，国际精神卫生组织主办的全球睡眠和健康计划于 2001 年发起了一项全球性的活动——将每年的 3 月 21 日定为"世界睡眠日"。之所以选择这一天，是因为这天是春季的第一天，季节变化的周期性、睡眠的昼夜交替规律都与人们的日常生活息息相关。

睡眠是我们日常生活中最熟悉的活动之一，睡眠时的意识状态与清醒时存在着明显的不同，但睡眠究竟是怎么一回事，这个问题却不容易回答。

一、睡眠概述

从睡眠的科学定义上看，睡眠是高等脊椎动物周期出现的一种自发性和可逆性的静息状态，表现为机体对外界刺激的反应性降低和意识的暂时中断。

睡眠时，机体对刺激的敏感性降低、肌张力下降、反射阈增高，虽然还保持着自主神经系统的功能调节，但一切复杂的高级神经活动，如学习、记忆、逻辑思维等活动均不能进行，仅保留少量具有特殊意义的活动(如大脑对学习记忆的深度加工)。虽然睡眠在大家的印象中是一个十分简单的过程，但通过记录人脑在睡眠过程中神经元细胞的放电水平与规律(脑电图 EEG)，心理学家能够将我们的睡眠划分为不同的时相，即慢波睡眠相和快速眼动睡眠相。在我们的睡眠中，这两个时相会反复地交替出现。

具体来说，在睡眠开始的时期，我们会首先进入慢波睡眠相，其又可被进一步分为 4 个不同的期。第 1 期会呈现出大量低电压脑波，它们的频率快慢混合，以频率为每秒 4～7 周的波形为主，睡眠 1 期常出现在睡眠伊始和夜间短暂苏醒之后。第 2 期也会表现出许多低电压脑波，中间会插入一些频率为每秒 12～14 周的睡眠梭形波和 K 波，睡眠 2 期是慢波睡眠的主要成分，代表浅睡过程。第 3 期的脑电图常有短暂的高电压波，其电压超过 50 微伏，频率为每秒 1～2 周，叫作 δ 波。第 4 期则以 δ 波占优势，其出现时间占总时间的 50%以上，代表深睡状态。

一般认为慢波睡眠第 4 期具有消除疲劳的功能，因为人在长时间保持觉醒或从事体力劳动后，会表现出睡眠 4 期的显著延长。随着睡眠由浅入深，我们的意识逐步丧失，身体机能上，血压会下降，心率、呼吸也会减慢，瞳孔缩小，体温和代谢率均有所下降，尿量减少，胃液增多，唾液分泌减少，发汗功能增强等。一般来说，上述 4 期的睡眠需要经历 60～90 分钟的时间，接着将会转向快速眼动睡眠相。

当进入快速眼动睡眠相后，我们的大脑生理电活动会发生迅速的改变，之前在慢波睡眠中大量出现的 δ 波消失，取而代之的是高频率、低波幅的脑电波，这样的脑电波与我们清醒时的脑电波非常相似。此时，睡眠者的眼球开始快速地上下左右运动，这也就是我们将该期叫作快速眼动睡眠期的由来。在这个特殊的时期，我们开始产生栩栩如生的梦境。如果在此时唤醒睡眠者，他就会报告自己正在做梦。处于该睡眠相时，我们的心率、血压会变得不规则，呼吸也会变得急促，但身体的肌肉却依然松软。

第一次快速眼动睡眠会在慢波睡眠后出现并持续 5～10 分钟，之后又会转向慢波睡眠，大约再经历 90 分钟后，会出现第二次快速眼动睡眠，这次的时间会比第一次长，以此周期性地循环。一般来说，深度睡眠(慢波睡眠的第 4 期)主要出现在前半夜，而快眼动睡眠则主要出现在睡眠的后期，持续的时间也会逐渐增长。睡眠在我们的生活中发挥着举足轻重的作用，因此也吸引了许多科学家的关注，大家首先想探明的一项研究是，睡眠是否是一项必要的生理活动。

二、睡眠对人的影响

睡眠能给我们带来许多好处：

1. 节约能量

睡眠可以减少能量消耗，帮助有机体更好地存活下来。这在动物身上表现得极为显著。

2. 身体还原

睡眠时身体会进行自我修复，具体表现为肌肉生长、组织修复、蛋白质合成以及生长激素的释放等。对大脑和认知功能来说，还原论同样适用。清醒时，伴随细胞活动，神经元会产生腺苷，腺苷会让人产生疲劳感，睡眠时则会把这些腺苷清理掉。

3. 大脑可塑

研究发现睡眠对大脑的可塑性至关重要。睡眠不足会影响我们学习、记忆的表现。学习与记忆通常可以用三个过程描述：获得信息、巩固信息以及使用信息。信息的获得与使用都发生在清醒阶段，但是信息巩固却发生在睡眠阶段。睡眠除了可以放松肌肉，还可以帮助脑内海马体形成学习与记忆。实验表明，在进行了复杂的空间学习以后，睡眠使大脑在学习中使用到的区域再度活跃，从而形成新的记忆。

第二节 被误会的睡眠

现实生活中，存在着许多有关睡眠的观点，现在就让我们一起来对它们的科学性进行逐一考察。

一、睡得越多越好

研究表明，并非睡得越多越好。有研究发现，每天睡 8 小时以上的人，寿命反而短于每天只睡 6～8 小时的人。睡眠的好处与时间的关系，近似于一个开口向下的抛物线，横坐标是睡眠时间，纵坐标是健康，中庸最好，过短或者过长都有风险。

睡眠时间过短或过长，会增加肥胖、糖尿病和心血管病等风险。有些睡眠时间过长的人，并不是为了追求健康或者舒适，而是迫不得已。例如，抑郁症、睡眠呼吸暂停综合征、部分糖尿病等患者，他们限于身体原因，不得不延长睡眠时间。

二、必须睡足 8 小时

8 小时的说法只是一个平均值，一般成年人每天合理睡眠时长为 6～10 小时。有些人不需要睡到 8 个小时，有些人则会超过 8 小时。其实，用 8 小时来衡量睡眠效果是不够的。充足睡眠的关键在于睡眠质量而不在睡眠时间。你需要做的是，要顺着自己的感觉来决定睡眠时间，不用拘泥于 8 个小时的说法。太在意睡眠时长，反而会让人感到焦虑，更睡不好。偶尔没睡好，起床后适度做些运动，晒晒太阳，就能恢复精神。白天有趣的活动或紧张的工作，都能让人保持清醒，抵消睡眠缺失的影响。

某医院睡眠呼吸疾病诊疗中心医生指出，不同年龄段的最佳睡眠时间是不同的：60 岁以上老年人每天应睡 5.5~7 小时；30~60 岁的成人每天应当睡 7 小时左右；13~29 岁青年人每天应睡 8 小时左右；4~12 岁儿童每天应睡 10~12 小时；1~3 岁幼儿每晚应睡 12 小时，白天 2~3 小时；1 岁以下幼儿每天需睡 16 小时。

三、小孩子爱睡懒觉

在很多大人看来，小孩子尤其是青少年们贪玩又懒惰。他们往往会在晚上熬夜娱乐，却又在清晨该起床时赖床补觉。但其实这样的观点真的是冤枉孩子了！牛津大学的研究学者保罗凯里提出：不同年龄段的人群，有着不同的睡眠时间。10 岁的孩子自然睡醒的时间是 6 点半，16 岁时是 8 点，18 岁时则是 9 点。因此，如果在早上 7 点叫醒需要睡眠的孩子，就相当于在凌晨 4 点半叫醒他们 50 多岁的老师。除了发现睡眠时刻表跟年龄有着直接的关系以外，保罗教授还明确提出，10 岁儿童在上午 8:30 之后才能专注地学习，16 岁的青少年在 10 点之后开始学习才能达到最好的效果，而大学生则应该在上午 11 点后开始学习。因此，若学校想提高学生的学习成绩，就应该对学习的时间进行调整。例如，保罗本人就曾任一所中学的校长，在他将上学时间从上午 8:30 推迟到上午 10 点之后，获得高分的学生人数增加了 19%。

保罗教授并不是唯一一个提出早睡早起存在问题的学者，之前美国儿科学会同样表示，早睡早起这种事情，对于学习没什么益处。该学会曾建议初中和高中将第一堂课开始时间推迟至 8:30 或者更晚，并建议睡 8.5~9.5 小时，使学校的课程时间安排和青少年的自然生物钟相协调。

四、年龄越大就睡得越少

看到家里老人总是很早就起床，我们总会觉得，随着人年纪变大，需要的睡眠时间就减少了。其实，老年人的睡眠时间不会随年纪的增长而减少。只是很多时候，老年人的睡眠模式发生了改变，从原来能保持一整夜的睡眠，变成了片段式的睡眠；夜里睡得少了，白天睡得多了，午睡或者小睡的次数多了。但总体而言，他们对睡眠时间的需求并不少。健康的老年人，受到各种生理系统变化的影响，睡眠时间会减少。而很多老年人各种疾病缠身，这些疾病对睡眠的影响远远大于生理因素，至少有一半的老年人会受到这些疾病的影响。

比如一些睡眠障碍：失眠、阻塞性睡眠呼吸暂停、周期性肢体抽动障碍、慢性疼痛和心血管疾病同样影响睡眠；很多神经系统疾病也影响昼夜节律，比如痴呆、帕金森等。这些生理和病理因素结合起来，往往就是一个普通老人睡眠少的原因。

需要注意的是，虽然老年人真实睡眠时间开始变少，但他们对睡眠的需求却不曾降低。从美国睡眠基金会的建议来看，老年人对睡眠的需求仍是 7~8 小时。因此，老年人对睡眠的需求并不比青年人少太多。这里的需求是什么意思？是指在统计学上看，每天保持 7~8 小时睡眠的老年人，比睡得过少或过多的老年人更能保持身体和精神的健康。当然有特例，但对绝大多数老年人来说，并不是他们对睡眠的需求变少了，而是客观身体因素限制了他们的睡眠时间。

五、平时睡得少，可以通过周末来补觉

补觉的做法是可行的。如果一周中，你每天都只睡 6 个小时的话，那么，一个晚上 10 小时以上的睡眠可以帮助你更好地弥补先前休息的不足。如果睡眠不足的情况连续一个月，就需要几晚甚至一周充足的睡眠来弥补。但通常来说，工作的人很少有机会来补觉。

以上是一些针对睡眠常见问题的理解，希望对你有一些帮助。但我们仍然需要清晰地认识到，虽然睡眠是我们每天在经历的常见现象，但对于睡眠的理解以及该如何睡个好觉，我们还有太多的问题等待回答。

第三节　什么是失眠

中国睡眠研究会 2016 年公布的睡眠调查结果显示，中国成年人的失眠发生率大概维持在 38.2%，显著高于国外发达国家的失眠发生率，有超过 3 亿的中国人有各种各样的睡眠障碍。《2018 年互联网网民睡眠白皮书》显示，56%的互联网用户表示自己有睡眠问题，工作压力是影响睡眠质量的首要因素；一线城市成为睡眠问题的重灾区，北京尤为突出；金融业、服务业等行业从业者的睡眠质量最差。

睡眠 2

一、失眠概述

失眠其实是各种睡眠障碍的总称，其主要表现为各种原因引起的入睡困难、睡眠深度或频度过短(浅睡性失眠)、早醒及睡眠时间不足或质量差等。临床以不易入睡、睡后易醒、醒后不能再寐、时寐时醒、或彻夜不寐为特点，并常伴有日间精神不振、反应迟钝、体倦乏力甚至心烦懊恼，严重影响身心健康及工作、学习和生活。

从失眠发生的原因上看，人体自身节律的打破是失眠发生的最主要原因。研究发现，人体的生物节律(生物钟)受到大脑的下丘脑"视交叉上核"控制，和所有的哺乳动物一样，人类大脑中"视交叉上核"所在的那片区域正好处在口腔上腭的上方，我们有昼夜节律的睡眠、清醒和饮食行为都归因于生物钟作用。在生物钟的组成部分中，有一个非常重要的大脑结构，叫作松果体。可以说，松果体是人体"生物钟"的调控中心。因为松果体可以根据外界昼夜周期中光照与黑暗的改变，分泌一种让人进入睡眠或保持清醒的化学物质——褪黑素。褪黑素主要会影响到人类大脑的兴奋性水平，褪黑素的水平越高，大脑的兴奋性水平越低。也就是说，在白天，当环境中的亮度增加时，松果体所分泌的褪黑素的水平会降低。因此，人的困意减少，表现出觉醒的状态；反过来，当环境中的光线变暗，人脑内就会大量地分泌褪黑素，由此，我们便会产生困意，快速入睡。所以，通过生物钟的调节，我们会出现日出而作、日落而息的周期性活动。

但经过数万年进化得来的生物学活动却遭遇到了新的信息化的冲击。移动通信设备——手机对睡眠带来了巨大挑战。大学生大多都有睡前使用手机的习惯。研究表明，睡

前使用手机时，手机屏幕所发射出的光线，会明显降低松果体内褪黑素的分泌水平。因此，睡前使用手机成为了引起失眠的一个重要原因。

二、睡眠剥夺实验

科学家开展了一项叫作睡眠剥夺的实验，也就是在实验中，人为剥夺实验对象(人或动物的)睡眠的一种研究。结果表明，在剥夺全部睡眠 24～48 小时后，实验对象的脑电频率会变慢，出现近似于慢波相第 1 期时的脑电模式，但外观行为仍可保持相对的正常。换言之，短时的睡眠剥夺虽然没有给实验对象带来外观与行为的改变，但其大脑机能已经明显降低，表现为"昏昏欲睡"的模式。之后，如果继续剥夺研究对象的睡眠，则会使得他们出现警觉性降低，甚至出现幻觉、意识障碍、行为无章、没有目的、注意力无法集中或梦呓等症状。如果在睡眠剥夺 3～4 天后，任其入睡，研究对象第一夜的大脑脑电波中慢波第 4 期会明显增多，而快速眼动睡眠则相应减少。在以后数晚，快速眼动睡眠才代偿性地增多。这表明，睡眠缺失会严重影响到人们正常身心活动的展开。

三、睡眠不足所引起的问题

1. 影响大脑的学习与创造性思维能力

正如之前在睡眠剥夺实验中所看到的那样，长期的睡眠不足会改变大脑的兴奋性，具体表现为注意力无法集中、昏昏欲睡、记忆力减退等症状。此时，我们的学习效果会大打折扣，因此疲劳战术并不能提高学习成绩，反而会影响到我们觉醒时的心理活动。

2. 影响生长发育

个体的生长发育除了遗传、营养、锻炼等因素外，还与生长素的分泌有一定关系。生长素是下丘脑分泌的一种激素，它能促进骨骼、肌肉、脏器的发育。由于生长素的分泌与睡眠密切相关，即在人熟睡后才会出现大的分泌高峰，而在非睡眠状态，生长素分泌减少。所以，充足的睡眠为个体的生长发育活动提供了有效的保障。

3. 影响皮肤的健康

长期熬夜，影响皮肤光泽度，甚至频生痘痘。人的皮肤之所以柔润而有光泽，是依靠皮下组织的毛细血管来提供充足的营养。睡眠不足会引起皮肤毛细血管瘀滞、循环受阻，使得皮肤的细胞得不到充足的营养，进而影响皮肤的新陈代谢，加速皮肤的老化，使皮肤颜色显得晦暗而苍白，出现黑眼圈与皱纹。

4. 导致疾病发生

经常睡眠不足，会使人心情忧虑焦急，免疫力降低，由此会导致种种疾病，如神经衰弱、感冒、胃肠疾病等。睡眠不足还会引起血中胆固醇含量增高，发生心脏病的机会增加；人体的细胞分裂多在睡眠中进行，睡眠不足或睡眠紊乱，会影响细胞的正常分裂，由此有可能产生癌细胞的突变而导致癌症的发生。一般说来，不同年龄的人每天所需的睡眠不同，中学生每天应睡 8～9 小时，成年人每天需睡 7～8 个小时。

四、与睡眠相关的身体表现

1. 肥胖

研究发现，每天睡眠少于 6 小时的人更可能发生体指数(Body Mass Index，BMI)超标，而每晚睡 8 小时的人 BMI 最低。缺乏睡眠和缺乏锻炼以及暴饮暴食一样，是引发个体肥胖的重要因素。因为睡觉时我们的身体会分泌一些控制食欲、能量代谢以及葡萄糖加工的激素，睡眠不足会打乱这些激素的分泌。睡眠不足还会导致皮质醇(一种压力荷尔蒙)分泌增加，以及餐后胰岛素分泌增加，胰岛素可以调节血糖水平，促进脂肪合成。现在很多女孩子总喊着要减肥，但"睡饱"这个秘诀却很少有人知道。

2. 糖尿病

研究发现睡眠不足会影响血糖调节水平，导致 II 型糖尿病。一项短期的睡眠抑制实验发现测试者睡眠从 8 小时变为 4 小时后，身体加工处理葡萄糖的能力明显下降。美国芝加哥大学发表在《柳叶刀》杂志上的一项睡眠研究结果表明，睡眠与内分泌密切相关。研究人员发现，连续一周每天睡 4 小时的青年受试者，血糖值有所增高，这可能是由于睡眠不足使中枢神经系统变得活跃，抑制了胰腺功能，使胰岛素分泌量下降而引起的。研究人员推测，睡眠不足可能是近年来罹患糖尿病人数增加的原因之一。

3. 心脏病和高血压

大量研究证实，长期缺觉或睡眠不佳会使高血压、心脏病的发生率增加。此时，若在睡眠时还存在呼吸暂停现象，对心脏的危害更是"雪上加霜"。美国一项针对 12 万名护士的调查显示，睡眠时间过长或过短都会增加患心血管病的风险：每天睡眠少于 6.5 小时的人，心血管病的发病率上升 15%，冠心病的发病率上升 23%；每天睡眠超过 9 小时且睡眠质量较差的人，心血管病的发病率上升 63%。长期睡眠障碍会导致精神紧张、烦躁、焦虑、抑郁等，令大脑的兴奋—抑制平衡失调，并使小动脉血管收缩，周围血管阻力增加，从而导致血压升高、脂代谢紊乱，诱发心血管病。

4. 情绪不稳定

缺觉会让个体的情绪不稳定，注意力不集中。尤其是熬夜的人，交感神经在夜晚保持兴奋，到了白天就会无精打采、头昏脑涨、记忆力减退、反应迟钝等，时间长了就会出现神经衰弱等问题。

台湾专门研究睡眠问题的长庚医院内科医师罗友伦称，一般来说，人在凌晨 4～5 点和下午 2～3 点时最容易被睡眠债击垮，因为这是生理时钟的低点，也是我们最无力抵抗睡眠的阶段，许多重大意外与交通事故都发生在这个时候。

5. 免疫力下降

英国和荷兰的研究者认为，睡眠不足会促进夜间"颗粒性白血球"的产生。颗粒性白血球会对身体压力有直接的反应，而睡眠不足导致白血球的日夜分泌节奏出现紊乱，进而导致身体压力越发巨大，身体免疫力低下。

6. 寿命减短

美国抗癌协会调查显示，每晚平均睡 7～8 小时的人寿命最长；每晚平均睡 4 小时以下的人中 80%是短寿者。世界卫生组织已经将睡眠不足视为致癌因素，只要一个晚上睡眠低于 5 小时，体内专门对付癌细胞的"免疫 Natural Killer 细胞"就会减少 70%。科学家曾经用小鼠做类似实验，研究表明睡眠不足会加速老鼠体内肿瘤细胞的成长。因此，为了自己的身体健康，让我们好好地睡觉吧。

第四节　失眠及其应对

一、我们为什么失眠

失眠，从生理角度说，就是大脑化学物质分泌失衡——这既是原因也是症状。至于究竟是什么化学物质分泌失衡，至今没有定论，有人说是 GABA，也有人说是多巴胺、褪黑素。从心理角度说，大部分失眠来自焦虑，仅有一小部分是因为生理不适、药物作用或睡眠环境，这也解释了为什么往往失眠和抑郁互相伴随出现。

二、失眠的分类

按照失眠时间的长短，可将失眠分为偶发性失眠、急性失眠与慢性失眠。

1. 偶发性失眠

失眠的原因往往会是一些生活中琐碎的小事，比如睡觉前喝了杯茶、换了床睡不习惯、晚上邻居吵架声音太大、听了一些歌曲很兴奋、要考试了、面试等等。这些都很正常，每个人都会遇到，只要不加干涉，正常作息(不早睡，不赖床)，睡眠自然会恢复。

2. 急性失眠

生活中的应激事件会引发个体的急性失眠，如失恋了、考差了、面试失败了等。有时，急性失眠的发生会持续很长一段时间。一般来说，引发应激的事情过去了，睡眠就能够恢复正常。但如果碰到了严重的打击，导致情绪波动较大，这时就需要先利用一段时间，消除情绪对我们的影响，才能让睡眠恢复正常。此时，服用一些助眠的药物也是不错的选择，但需要寻求专业人士的指导。

3. 慢性失眠

慢性失眠常常指失眠持续了三个月以上，且对个人的生活、工作与学习造成了巨大的影响。慢性失眠的个体往往会对睡眠表现出极大的焦虑，并希望快速解决自己在睡眠上的问题。

三、失眠的原因

1. 糟糕的生活习惯

糟糕的生活习惯是导致睡眠问题的常见诱因。一般来说，宅在家中、作息不规律、日夜颠倒等，都会打破正常的作息规律而引发失眠。

2. 不注重睡眠的卫生习惯

在不困的时候睡觉，睡不着依然躺在床上翻来覆去，会造成条件性失眠。

3. 内心较多的负面想法

若个体对睡眠有误解，如认为必须睡够 8 小时，认为睡不好第二天就会很没精神，觉得今晚依然睡不着等这些想法对睡眠都有负面作用。一部分人因为失眠带来的痛苦而对睡眠过度关注，结果越是临近睡眠时间越是焦虑，并且在睡不着时仍努力让自己睡着。这样不但不能入睡，反而会增加机体的兴奋与焦虑的程度，大脑被唤醒，最终形成恶性循环，越想入睡，就越激动，以至于更不易于入睡，严重破坏了入睡的能力。

4. 无所事事

一个人如果经常性白天处于无所事事、无精打采的状态，就会造成睡眠问题。

5. 紧张和压力

虽然忙碌和疲劳会让自己睡得很好，但是若经常处于紧张的状态也会造成睡眠问题。

6. 药物或物质

安眠药只能在一段时间对睡眠有效，并且在停止服用之后睡眠问题会加剧。又比如说喝酒，很多人都认为睡前喝一杯酒可以一觉到天明。但实际上，睡前饮酒会减少睡眠中的快速眼动睡眠时间，干扰睡眠质量。当一个人喝醉了，他的睡眠状态就只维持在"浅层"，而不是"深层"，所以在他睡醒的时候，依旧会觉得很累。

7. 长期缺乏锻炼和排解导致毒素沉积

可能你一直以来处在身心疲惫的状态，然而由于种种原因，你很少进行体育锻炼和压力舒缓的活动，因此这些毒素在你的体内淤积，最终显现为内分泌失调这样一种状况。这种情况可以用适当的体育锻炼来舒缓，或者做一些放松训练来减压。

四、如何解决失眠问题

在日常生活中，我们如何克服失眠对生活带来的影响，从而提高自身的睡眠质量呢？

1. 保证睡眠时间

需解决失眠问题，首先要准时睡觉(人类最佳睡眠时间是晚上 10 点至清晨 6 点)。但由于学业负担和其他事务，同学们为了学习赶夜车或为娱乐牺牲睡眠时间的情况非常普遍。这就要求同学们具有良好的时间管理策略，对时间的分配进行规划，并有较强的事务处理能力和自制力，这样才能保证在最佳睡眠时间准时入睡。

2. 做好睡眠准备

睡前忌饮用刺激性饮料(咖啡、茶等)、忌情绪过度激动、忌过度娱乐与言谈，保证心情的平稳与安适。

3. 注意睡姿

身睡如弓效果好，向右侧卧负担轻。研究表明，"睡如弓"能够恰到好处地减小地心对人体的作用力。由于人体的心脏在身体左侧，向右侧卧可以减轻心脏承受的压力，同时双手尽量不要放在心脏附近，避免因为噩梦而惊醒。此外不要蒙头大睡或张大嘴巴，睡时用被子捂住面部会使人呼吸困难，导致身体缺氧；而张嘴吸入的冷空气和灰尘会伤及肺部，胃部也会受凉。

4. 努力营造适于睡眠的环境

睡眠时光线要适度，周围的色彩尽量柔和，通风但不能让风直吹，尽量防止噪声干扰。由于同学们生活在集体宿舍，因此营造好的睡眠环境也需要我们发挥人际沟通与协调能力，尽量使不同生活习惯的人都能大致协调同步。

五、失眠疗法

1. 布钦疗法

到现在为止，已经有超过 30 项研究比较了布钦疗法和其他行为疗法的不同。所有的研究都证明，对于睡眠而言，布钦疗法是一种良好的改变睡眠的方法。如果你认为自己是条件性失眠，那么布钦疗法会是一个很好的选择。但是，这个疗法需要毅力，而且需要时间来改变你对床和卧室的看法。对于少部分人来说，可以通过自己的力量达到满意的效果，但对于大多数人来说，还是需要一位行为治疗师来帮助他们度过疗程中最艰难的时期。该疗法分为 5 步：

(1) 只有在有睡意的时候才躺下来睡觉。

(2) 床不要用于睡眠之外的其他任何事，不要在床上看书、看电视、吃东西。

(3) 如果你发现自己无法入睡，那就起床去另一个房间。只要你愿意就一直保持清醒直到你有睡意时再回床上睡觉。你最好在无法入睡时立即起床。记住我们的目标是将你的床与快速入睡关联起来！如果你躺在床上醒着超过 10 分钟还没有起床，你就违背了这条规则。

(4) 如果你仍旧无法入睡，重复步骤(3)。必要时整个晚上都重复这一过程。

(5) 设好你的闹钟使你每天早上都在同一个时间起床，不管前晚有没有睡够。这将帮助你的身体形成一个稳定的睡眠节奏。

2. 正念疗法

正念心理治疗可以称为心理治疗的"第三波浪潮"。它的英文是"Mindfulness"。正念疗法的创始人卡巴金博士来中国做演讲时曾说道，Mindfulness 没有什么特别的意思，但是用你们中国的汉字来解释就特别有意思了。正念，"正"是怎么写的？上边是一个"一"，下边是一个"止"对不对？它的意思呢叫作"心止一处为正"，也就是你的心在一个地方、专注于某个事情称之为"正"。那么"念"是什么呢？分开来看就是"今"和"心"，今是什么？当今、现在、此时此刻。当下的状态就叫作"念"。所以"正"就是"心止一处""专注"，"念"就是"当下"。那么这两个字合在一起，"专注当下，就叫正念"。

正念疗法常用的治疗方法主要包括"正念呼吸""身体扫描"和"思维和情绪的觉知训练"。所有的这些练习无非一个目的，就是"专注当下"。正念呼吸专注的是我们此时此刻的呼吸，身体扫描专注的是我们身体当下的感受，思维和情绪的觉知练习专注的是我们思绪的当下。将正念疗法运用到失眠治疗上体现在以下几个方面。

首先，要接纳失眠，当入睡变成一件挣扎的事时，你需要停止抗争。当我们担心失眠乃至失眠引发的后续问题时，就是在给自己增添额外的紧张和焦虑。大多数人从小对睡眠的重要性耳濡目染，也对失眠会造成严重的后果这个观点从不怀疑。当失眠之后，就会形成巨大的恐慌，容易把注意力放到身体是否出现异样上面，感觉变得异常敏感。在这个大的背景下，极容易将失眠带来的不适感严重夸大，然后怠慢工作、无心学习、逃避社交、封闭自己。这样会更加关注自己的不适感，接着不适感在强大的关注下，会变得越来越强烈。而越来越强烈的不适感和对社会功能丧失的愧疚，会让自己更加在意睡眠，也对失眠更加恐惧，这样也加重了失眠，陷入了一个死循环。取而代之的是，我们应该接受失眠这一事实。要想逐步扭转失眠带来的惯性反应，需要一个漫长过程，而停止抗争是整个过程的第一步。

在这里运用正念疗法的思维和情绪的觉知训练，就是把思维作为观察的对象，看一看你现在脑子里有什么样的念头、有什么样的情绪。思维和情绪像一条河，你站在河边，看着河水，观念如流、念念不住。不要去干预你的思维和情绪，只是觉知和接纳。我们基本的态度是"不迎、不随、不拒、不抗"。念头来了，情绪来了，不要迎接它，它要走了也不要追随它，不要拒绝它，也不要与它抗争。保持这个基本的态度以后，你所有的念头、情绪，就像河水一样，来了、走了、消失了。练习方法为：选取一个舒适的睡姿，身体端然，内心放松。先做两三次深呼吸，深深地吸气，缓缓地呼气，全然体验呼吸给身体带来的感受，然后跟随着呼吸自然的节奏吸气、呼气。接下来，对你的念头和情绪予以关照。想象念头和情绪是一条流动着的溪流，你站在溪流边，观看着来来往往的念头和情绪之流。此刻有什么样的念头涌现？留意念头的起，念头的落。念头通常不是关乎过去，就是关乎未来，当你留意到一个念头的时候，可以作一个标识："回忆，回忆""规划，规划"。此刻又有什么样的情绪升起？情绪通常可以分成"愉悦的""不愉悦的"，或者既非愉悦也非不愉悦。也可以对情绪作出标识："喜悦，喜悦""悲伤，悲伤"。你只是站在溪流边察看。如果你掉入了溪流，被念头和情绪所裹挟，那么在意识到这一点之后，就把自己重新捞上岸来。继续端然，在心念的溪流边，观念如流、念念不住。重新回到呼吸，回到身体，感觉身体作为一个整体，呼吸着，自然进入睡眠状态。

其次，允许焦躁情绪的发生。接受焦躁情绪说起来比做起来容易，但正念技巧可以帮助你允许这些焦躁情绪的发生，并探索它们。让吸入的空气流入紧张部位，再带着一种开放和放松的状态将空气呼出，并不是尝试摆脱这些情绪，而是顺其自然。许多正念练习都注重呼吸。除非你有呼吸困难，呼吸，尤其是呼气都会伴随着一丝轻松和平静。从生理学上说，深呼吸可以激活副交感神经系统，即身体自身所具有的、能使人冷静下来的神经系统。入睡时，觉知呼吸是唤醒身体自然本能最好的方法。

正念呼吸是正念疗法最基础、最重要的练习之一。练习方法为：采取一个舒适而警醒的姿势，坐着、站着、躺着都可以。警醒，就是在正式的正念睡眠练习中，要保持清醒觉察，而不是睡觉。如果周围的环境允许，而你也感觉舒适的话，可以微微地闭上眼睛。留意一下此刻身体的状态，然后把注意力放在腹部，你也可以把一只手或两只手安放在腹部，感觉气息出入身体时腹部的变化。在吸气的时候，感觉腹部微微的膨隆、扩张；在呼气的时候，感觉腹部轻轻地回落、放松。吸气、呼气，在吸气的时候，知道自己是在吸气；在呼气的时候，知道自己是在呼气。你不需要去数你的呼吸，或者想要去调整呼吸，只是跟随自然的呼吸节律吸气、呼气，同时也留意到呼吸转换之间的那个短暂的停顿。将注意力放在那个短暂的静顿中，保持呼吸。吸气，转换，呼气，转换，吸气，感觉呼吸的波浪。此刻你的注意力在哪里？如果它已经从呼吸上漂移走了的话，确认一下注意力去了哪里，可以做个标识，譬如"念头，念头""情绪，情绪"，或者"疼痛，疼痛"，不用责备自己，因为这个就是时常会发生的事情。接着温和而坚定地把注意力重新带回到呼吸上，带回到呼吸给腹部带来的感觉上。注意力游移一次，就把它带回来一次；游移一百次，就带回来一百次；游移一千次，就带回来一千次。如此，就好像在锻炼我们注意力的肌肉。而每一次的游移，就是一次锻炼的机会。继续觉察呼吸，跟随呼吸的自然节律吸气、呼气，觉察腹部跟随气息进出时的自然起伏。继续把注意力放在呼吸中，放下所有期待，全然感受生命在这一吸一呼之间的展开。

最后，与你的身体连接。身体扫描练习培育的是我们对身体的觉知。练习方法为：采取一个舒适而警醒的坐姿，留意一下呼吸最明显的身体部位，它可能是鼻端，也可能是胸部、腹部或者其他的身体部位。同时，感觉一下身体作为一个整体坐在这里。如果你愿意的话，想象让自己成为一座大山，让神圣大山的意象与此刻端坐着的身体合二为一，成为一个稳固、安然的存在，成为一座呼吸着的大山。从里到外感受身体，在深深吸气的时候，从身体的内在去感觉整个身体的联结；在呼气的时候，让身体放松、放下。带着身体的整体感自然地呼吸，将注意力放在身体的整体感和呼吸上。

此刻你的注意力在哪里？如果发现自己的注意力游离了，确认一下它去了哪里，究竟是什么占据了我们的心念？然后温和而坚定地把注意力重新带回到身体的整体感上，继续自然地呼吸。我们没有要到哪里去，只是安住在当下，安住在当下端坐而警醒的身体中。让觉知充满全身，充满身体的每一寸肌肤，甚至每一个细胞，感觉整个身体全然地苏醒着，充满活力。当我们关注着身体作为一个整体的同时，也能够觉察到身体其他的感受。譬如，脚与地板的接触，臀部与垫子的接触，或者是手碰膝盖或双腿的感觉。然后把这份对触觉的感知融入身体的整体感中，融入更广阔的感觉中。觉察各种感觉的升起、变化和消失，如此自然起伏，继续保持觉知。

如果注意力被某种强烈的身体感觉所吸引，譬如不适感，或者疼痛感，那么就有意地把注意力带到那个有强烈感觉的身体部位。观察这些感觉的性质和强度，并问自己：我是否能够与之相处？然后可以尝试把呼吸带到这些有着强烈感觉的身体部位，看看它是否会变化，是否会变得柔和些，甚至消失。去体验它、欢迎它，当注意力再次安稳下来的时候，就再一次把它带到对身体的整体感上。同时感觉身体作为一个整体在呼吸，再一次地，感觉身体像一座大山，端庄、雄伟、壮美地矗立在天地之间，自然地呼吸着。

需要特别指出的是，如果你不是一时睡不好，而是长期失眠，以上方法疗效甚微，那就要到专业医院去。医院有专门的睡眠科，设置在普通医院的精神心理科、身心科或精神卫生中心、康复医院的睡眠医学科。失眠有一百多种类型，有一千多种治疗失眠的药物。针对不同的失眠，要使用不同的药物对症治疗。

祝福大家拥有好的睡眠，拥有健康的心理。

第四章 大学生的人际交往

第一节 人际交往概述

许多心理学家认为，人类生来就需要与其他人建立联系。人类有一个很长的成长时期(从婴儿期到青春期)，在这段时期内，我们非常依赖他人。即使在我们成人后，能力已经提高了很多，但还是需要通过社交，来获得人与人之间的合作、支持和乐趣。有人曾经要求积极心理学的创始人之一克里斯托弗·彼得森用两个字来描述积极心理学是讲什么的，他回答说："他人。"可见人际关系在我们生命中的重要作用。

一、人为什么要交往

为什么交往是人类必需的活动，人和人不交往可以吗？

有学生曾经问过这样的问题："老师，我觉得人很复杂，我不擅长人际交往，和人交往浪费了我很多的时间和精力，我不和人交往可以吗？" 人为什么要交往如何来回答这个问题呢？我们首先来看几个心理学实验。

20 世纪 40 年代初期，美国心理学家丹尼斯·韦恩曾做过一项婴儿早期隔离实验。他从孤儿院里挑选了一些新生儿，让他们生活在与外界隔离的暗室里，除了给他们提供食物以外，不让他们接受到任何的外界刺激。实验过程中发现，起初被试者在生理上同正常婴儿一样，但随着实验的延续，隔离婴儿的各项心理机能开始逐渐减退，直到痴愚的地步。这项惨无人道的实验，因受到社会各界的强烈谴责而被迫停止。这些受试者在恢复正常生活以后，虽然受到细心的照顾和全面的教育，但是他们中也只有极少数人恢复了正常人的饮食、衣着和社会行为，其余婴儿始终未能恢复人类本性，终生痴傻。

1996 年，著名的意大利洞穴专家毛利奇·蒙泰尔做了一个非常著名的地下实验。他把自己置身于一个很深的洞穴中，在这个洞穴里，有足够他吃一年的食物和维持生命的生活用品，有 100 多部电影碟片和一些健身车、健身球供他娱乐。但是，在这个洞穴里除了他自己，没有其他人。1997 年，蒙泰尔从洞穴里出来了。经过一年与世隔绝的生活，蒙泰尔变得目光呆滞，脸色惨白，语言不畅。他的记忆力、交往能力和语言表达能力都发生了严重的退化。

美国心理学家沙赫特实验：他以每小时 15 美元的酬金先后招募了 5 位志愿者进入一个与外界完全隔绝的小屋，屋里除提供必要的物质生活条件外，没有任何社会信息进入，以观察人在与世隔绝时的反应。结果，其中 1 个人在屋里只待了 2 小时就出来了，3 个人待了 2 天，最长一个人待了 8 天。这位待了 8 天的被试者出来后说："如果让我再在里面待 1 分钟，我就要疯了！"

通过第一个童年期隔离实验和后两个社会剥夺实验，我们可以得出结论：人是社会性的动物，人离不开交往，人一旦被封闭起来不与外界发生联系，就不能成为社会的人，人与外界的联系不仅会极大地影响人的智力发展水平，而且也关系着一个人存在的价值。亚里士多德曾有名言："独处者，非神即兽。"马克思也说："人是社会的动物，人的本质是一切社会关系的总和。"可见，我们人不可能脱离别人而存在。

那么人际交往对我们有什么作用呢？

1. 传递信息、交流信息

爱尔兰作家萧伯纳曾讲过一段名言："倘若你手中有一个苹果，我手中有一个苹果，彼此交换一下，你我手中还是一个苹果。倘若你有一种思想，我有一种思想，彼此交换一下，那么，你我就各有两种思想了。"

2. 促进人的身心健康

国外研究人员曾经进行过大规模的调查，每一项都持续了好几年并访问了上千人次，已得出了一个共同的结论：亲密关系能够预测健康。孤独的人受到健康问题困扰的可能性更大，他们常常体验到更大的压力、睡眠质量较差、自杀行为更多。与那些有较少社会关系的人相比，那些与朋友、亲戚或者社团组织的其他成员有亲密关系的人较少早逝。开朗、热情、重视关系的人们不仅有更多的朋友，而且受到感冒病毒影响的可能性也较小。

美国心理学教授霍华德·弗里德曼和莱斯利·马丁经过二十年的研究，从研究对象多如牛毛的生活习惯中总结出一些影响寿命的决定性因素，并出版了《长寿工程》一书。该书列出了"长寿关键要素排行榜"。然而让人们吃惊的是，书中列出的决定人类寿命的 6 大因素中，"人际关系"竟然排在首位！研究表明，人际关系的重要性远远超乎想象。人际关系可能比水果蔬菜、经常锻炼和定期体检更加重要。哈佛大学医学院一项对 268 名男性进行的跟踪调查发现，一个人生活中真正重要的就是和别人的关系。研究还发现，常与朋友小聚的适度饮酒者比滴酒不沾者更长寿。

积极心理学家塞利格曼的《持续的幸福》一书里面提到的幸福 2.0 理论，提出人际关系是获得幸福的 5 个重要因素之一。科学家发现，在测试过的所有方法中，帮助别人是提升幸福感最可靠的方法。

3. 提高学习、工作效率

群体内各个成员之间如果能相互沟通、理解、体谅、信任、支持，就会形成一种相容的心理气氛，使各个成员不但会产生满意、愉快的情绪体验，而且会以最小的能量消耗产生最大的成绩。更多地发挥各个成员的聪明才智，达到事半功倍的效果；相反人际关系紧张、冲突，既消耗了人们宝贵的时间又使人精神不愉快，处于苦恼之中，影响人们的工作、学习和生活。

4. 促进个人的社会化

在与人的交往中，我们积累了社会生活经验，逐步摆脱了以自我为中心的倾向，意识到了他人和社会的存在，意识到了自我在社会中的地位和责任，学会了与人平等相处和竞争，养成了遵守法律和道德规范的习惯，从而自立于社会，取得社会认可，成为一个成熟的、社会化的人。

二、良好人际关系的作用

良好的人际关系可以促进快乐、健康、幸福和成就的获得。当你和家人在一起时，那是天伦之乐；当你和朋友一起投入到共同的爱好中时，你能体验到志同道合；而当人们都喜欢你时，你的成就会大得多。

1. 社会支持越多越快乐

持续时间最长的心理学研究之一追踪了 268 名哈佛学生，从他们 20 世纪 30 年代末上大学一直到现在。从这一丰富的数据中，科学家们能认识到哪些生活环境和个人特征能让人最快乐、最充实。2009 年夏天，领导这项研究的心理学家乔治·瓦利恩特在接受《大西洋月刊》的采访时说，他能用一个词来总结这一研究成果——"爱"。它真的如此简单吗？瓦利恩特在接下来的文章中详尽地分析了这些数据，70 年的证据显示，我们与他人的关系很重要，比世界上其他一切事物都更重要。

在《改变人生的快乐实验》一书中，埃德·迪纳和罗伯特·比斯瓦斯迪纳回顾了过去几十年来关于幸福的大量跨文化研究后，总结道："正如需要食物和空气一样，我们似乎需要社会关系才能生存和发展。"这是因为当我们有一些可以依靠的人，比如爱人、家人、朋友和同事时，我们的情感资源、智力和身体能量就会倍增，我们就可以更快地从挫折中奋起，取得更多成就，感受到更强的目标感。而且，它对我们的快乐产生的影响是立竿见影的。首先，社会互动赋予了我们积极的力量；其次，每一个单独的联结都会随时间而强化一段关系，这能够永久地提高我们的幸福基准线。因此当一位同事在走廊里碰到你，并向你打招呼时，这一简短的交往实际上引起了快乐持续地螺旋上升，并带来了快乐的内在回报。

在一项题为"非常快乐的人"的研究中，研究者发现了最快乐的 10% 的人的特点。他们都生活在温暖的气候中吗？他们都富有吗？他们身体都健康吗？研究结果表明，有一个特点，而且只有一个特点，使得这最快乐的 10% 的人与其他人不同——他们拥有的社会关系发挥了作用。

相比其他因素，比如 GPA、家庭收入、成绩、年龄、性别或者种族，社会支持更能预测快乐。实际上，社会支持与快乐的相关系数是 0.7。这听起来也许不像一个大数字，但对研究者来说，这一相关系数相当大。大部分心理学研究的相关系数达到 0.3 就被认为是显著相关了。你拥有的社会支持越多，就越快乐；你越快乐，获得的优势就越多。

2. 越多亲密关系越健康

支持性的亲密关系——感到被亲密的朋友和家人所喜欢、肯定以及鼓励，能预测健康和幸福。

失去人际纽带则会加大患病的可能性。芬兰一项对 96 000 名丧偶者的研究发现，在配偶去世后的一周之内，他们死亡的危险性加倍了。美国国家科学院的一项研究显示，那些新近丧偶的人变得更易患病和死亡。一项对 30 000 名男子的研究显示，当一段婚姻破裂时，男性会更多地喝酒、吸烟，蔬菜的摄入量减少而油炸食品的摄入量增加。在《孤独是可耻的》一书中，芝加哥大学心理学家约翰·卡乔波研究发现，社会联结很少的人患抑郁症的可能性是有强大社会联结的人的 2～3 倍。另一方面，当我们享受强大的社会支持时，就能获得迅速恢复的能力，甚至延长我们的寿命。一项研究发现，那些在心脏病发作后 6 个月内获得情感支持的人，活下来的概率比其他人大 3 倍。另一项研究发现，参加乳腺癌支持小组使得患病妇女术后的预期寿命提高了一倍。实际上，研究者发现，社会支持对预期寿命的影响就如同抽烟、高血压、肥胖和日常锻炼一样。

3. 越多亲密关系越幸福

17 世纪的哲学家弗朗西斯·培根认为，和可以与之分享秘密的朋友交流有两个作用："它将欢乐变成两倍，将不幸分成两半。"因此这看起来像美国民意调查中心对美国人所提的一个问题的答案："回顾过去的 6 个月，谁是你与之讨论重要问题的人？"相比那些写不出这样知心朋友的名字的人，那些写了 5 个或 6 个这样的朋友名字的人感到"非常幸福"的比例要多出 60%。

其他一些研究证实了社会网络的重要性。在人的一生中，友谊培养了自尊，促进了幸福感。那些享受亲密人际关系的人能更好地应对各种压力，包括亲人去世、失去工作和患上疾病。

当被问及"什么东西对你的幸福是必要的"或者"是什么东西使你的生活有意义"时，大部分人提到——比起其他任何东西更重要的——是与家人、朋友或爱人的令人满意的亲密关系。幸福与家庭紧密联系在一起。

大部分有依恋关系的人比起没有的人更为幸福。针对成千上万的欧洲人和美国人的一次次调查研究，得出了一个一致的结果：相比那些单身或丧偶的人，尤其是与那些离婚或者分居的人相比，已婚者感到更幸福，对生活的满意度也更高。自 1972 年起对 42 000 名美国人的一项具有代表性的调查中，22%从未结婚的成年人表示"非常幸福"，而在已婚的成年人中此类报告的比例是 40%。这种婚姻与幸福的关系，是普遍存在于不同种族当中的。另外，对婚姻的满意度比起对工作、收入的满意度，能更好地预测整体的幸福感。而在未婚者当中，自杀率和抑郁比例更高。确实，与最好的朋友之间亲近、关心、平等、亲密、相伴一生的友谊，几乎没有什么比这个能更好地预测幸福了。与是否结婚相比，更重要的是婚姻的质量。说他们的婚姻令人满意的人，以及那些发现自己仍然与他们的伴侣相爱的人，很少报告自己不幸福、对生活不满意或者抑郁。幸运的是，大部分已婚者的婚姻确实是幸福的。在美国，近 2/3 的人说他们的婚姻"非常幸福"，3/4 的人说他们的配偶是他们最好的朋友。4/5 的人说他们愿意再次与同一个人结婚。因而，大部分这样感觉的人，生活总体来说非常幸福。

三、人和人为什么能相互吸引

在现实生活中，或许很多人有这样的体会，有些人我们一见如故，很快就能成为很好的朋友；可是有些人我们怎么都喜欢不起来，为什么会出现这种情况呢？那就要了解人和人之间能够相互吸引的奥秘所在。

人际吸引

研究发现，决定人和人能够相互吸引的主要因素有四个：物理接近、外表吸引力、才能和相似性。

1. 物理接近

心理学家费斯汀格有一个经典的研究发现，人们住得越近，就越容易成为朋友。这是由于物理上的接近能够提高人们接触的频率，如果经常见到某人，那么你们之间交往和沟通的频率也会变多，自然容易成为朋友。中国有一句话叫远亲不如近邻，其实也就是这个道理。在现在的信息社会，虽然我们和有些朋友不能经常见面，但是如果我们通过微信、QQ 等信息手段增加沟通频率，也能维持很好的朋友关系。异地恋的同学，只要增加沟通频率，也能够维持良好的恋爱关系。

2. 外表的吸引力

爱美之心，人皆有之。我们都喜欢美好的事物，漂亮的女性和帅气的男性在与人交往的过程中，具有很大的优势。心理学当中也有著名的光环效应。光环效应是说，人们会认为那些外表有吸引力的人一定也具有高尚的品格，而且聪明、热情、机智、友善等，会把好印象扩大化。但实际上外在的美和内在的品质之间并没有必然的联系，我们并不会因为对方长得漂亮，就一定会和他成为很好的朋友。

容貌上的美，只会在交往初期有优势，而在以后的阶段中，最重要的影响因素则是个性品质，在恋爱关系中表现得尤为明显。研究证明，女性容貌的美丽程度与约会的频率有很强的联系，但男性的容貌与约会频率之间关系不大。

3. 才能

才能是一个人表现出来的能力水平或技能的熟练程度。一般而言我们总是被有天分和有才能的人所吸引。

但是下面的例子说的却是一种有趣的怪现象。

在一个有关吸引力的实验中，大学生们被要求通过听磁带选出一位智力竞赛主持人。磁带总共有四盒，实际都是一个人录的声音。在其中两盒录音当中，两位候选人都表现得非常聪明。另外两位候选人表现的能力一般。此外在一位聪明候选人和一位一般候选人的录音中，被试者能够听到候选人在讲话的时候，笨拙地把咖啡洒到了自己的身上。你们可以猜一下，大学生们选出的最受欢迎的主持人是哪位呢？最后的评选结果是，聪明而笨拙的候选人被评为最受欢迎者，一般而笨拙的候选人，被评为最不受欢迎者。可见聪明但不甚完美的人，比聪明而完美的人更有吸引力。最终结论是，人们对那些有才能但不完美的人情有独钟，可能因为有一些小毛病，反而使他们显得更有人情味。

在现实生活当中，非常有才能又非常完美的人可能很少见，我们也会觉得离自己的生活很远。我们是人不是神，每个人都会有不足之处，有不足的人才能和不足的自己有连接，有共同点能拉近彼此的心理距离。

4. 相似性

有一句话叫物以类聚，人以群分，和自己相似的人让我们感觉更亲切和容易接近。研究也表明，生活背景、年龄、兴趣、态度、信仰等方面相似的人，容易成为朋友。特别是在宿舍和班级里面，可能出现这样的情况，北方的人可能容易跟北方人在一起玩；农村的孩子可能容易跟农村的孩子在一起玩；城市的孩子可能容易跟城市的孩子在一起玩。这就是地域背景和生活背景在人际交往中的体现，来自相同背景的人，会有共同的经历、体验，也更能够相互理解。还有就是兴趣爱好，比如男生中，喜欢打游戏的几个人会经常聚在一起；喜欢打球的人会经常联系在一起。女生中，爱学习、爱追剧的经常在一起等。有共同的兴趣爱好，能够使彼此之间拥有更多的话题，由爱好带给他们的相同的情绪和情感体验，找到认同感和归属感。当然，如果你有很多的兴趣爱好，和这几个人一起打球，和那几个人一起打游戏，和喜欢学习的几个人一起自习，你的朋友会变得更多。也就是说，我们可以通过培养自己的兴趣爱好来扩大自己的交际圈。

研究表明，相爱的人在态度和观点方面的相关系数是 5，在心理能力方面的相关系数为 4，在社会经济地位、身高、体重等方面的相关系数为 3。在教育背景、年龄或价值观方面有很大的差别的时候，离婚率是非常高的。中国有一句古话叫门当户对，从相似性来理解是有一定道理的。

那么两性相互吸引会由哪些因素决定呢？研究表明，男性和女性的择偶标准，排在前六位的是：善解人意、有才华、有激情、身心健康、适应能力强、外表有魅力。但是男性跟女性的看法也有差别，比如男性把外表有魅力排在第三位，而女性呢，则把它排在第六位。男性把高收入排在第 11 位，而女性呢，把它排在第八位。也就是说，男性更在乎女性的外貌，而女性不太在乎男性的外貌；男性不在乎女性的收入，但是女性却在乎男性的收入。

影响我们相互吸引的因素有物理接近、外表吸引力、才能和相似性。如果你希望和某个人成为很好的朋友，可以考虑从这几个方面去努力：比如搬家，住得离他(她)近一些，如果不现实的话，那么可以提高跟他(她)交往的频率；跟他(她)在一起的时候，要注重自己的外表、提高自己的才能，找到两人更多的相似之处。祝愿大家不断提升自身吸引力，拥有更多的朋友。

第二节　交往有方

一、如何留下良好的第一印象

研究表明，人们在初次会面前 30 秒的表现，会给对方留下最为深刻的印象，也就是通常所说的第一印象。

在日常生活中，很多的同学在和陌生人接触的过程中往往过于拘谨、紧张或者不自信，很难给别人留下积极、深刻的良好印象。也有的人因为特别想要给别人留下良好的印象而过度表现自己，过犹不及，反而给人留下一个不佳的第一印象。

如何留下良好的
第一印象

那么，怎样表现自己才能给别人留下良好、深刻的印象呢？

社会心理学家艾根提出，按 SOLER 模式来表现自己，可以明显增加别人对于自己的接纳性，在别人心目中建立起良好的第一印象。

SOLER 是由五个英文单词的首字母拼写起来的专用术语。其中：S 表示"坐(或站)要面对别人"；O 表示"姿势要自然开放"；L 表示"身体微微前倾"；E 表示"目光接触"；R 表示"放松"。

当我们按照 SOLER 方法来表现自己时，会给人一个"我很尊重你、对你很有兴趣、我内心是接纳你的、请随便"的轻松、良好的印象。

卡耐基在其名著《怎样赢得朋友，怎样影响别人》一书中，也根据大量来自实际生活的成功经验，总结出了给人留下良好第一印象的六条途径：

(1) 真诚地对别人感兴趣；

(2) 微笑；

(3) 多提别人的名字；

(4) 做一个耐心的听者，鼓励别人谈他们自己；

(5) 谈符合别人兴趣的话题；

(6) 以真诚的方式让别人感到他自己很重要。

在日常生活中，要学会卡耐基总结出来的这些技巧并不难。因为，想到我们每认识一个人就等于多打开了一扇人类世界的窗户，就不难做到真诚地对别人感兴趣，对别人有真诚的微笑；如果我们懂得别人需要有自我显示的机会，就能耐心做一个听者，并鼓励和支持别人表现自己；如果我们知道了人需要别人承认他们的价值，就可能处处注意对别人的自我价值起支持作用。设身处地想一想，这些我们自己也同样需要。

在社会心理学中，由于第一印象的形成所导致的在总体印象形成上最初获得的信息比后来获得的信息影响更大的现象，称为首因效应。

心理学家阿希 1946 年以大学生为研究对象做过一个实验。他让两组大学生评定对一个人的总的印象。对第一组大学生，他告诉他们这个人的特点是"聪慧、勤奋、冲动、爱批评人、固执、妒忌"。很显然，这六个特征的排列顺序是从肯定到否定。对第二组大学生，阿希所用的仍然是这六个特征，但排列顺序正好相反，是从否定到肯定。研究结果发现，大学生对被评价者所形成的印象高度受到特征呈现顺序的影响。先接受了肯定信息的第一组大学生，对被评价者的印象远远优于先接受了否定信息的第二组。这意味着，最初印象有着高度的稳定性，后继信息甚至不能使其发生根本性的改变。

心理学家认为：形成第一印象的时间只有 30 秒，确实非常短，可以用"一瞬间"来形容。而第一印象的形成涉及三个阶段。

第一次第一印象：

对于对方的外表，我们一般会用 5～6 秒，快的人只需 1～2 秒就能形成印象。特别是接触陌生人比较多的人，他们判断对方的时间会更短，因为对此他们已经熟练化了。通过外表得到的印象，称为"第一次第一印象"。第一次第一印象会保存在我们的头脑中，作为判断人的一个标准。也就是说，最容易成为别人判断对象的是"外表"。外表好的话，容易给人留下好的印象。这里所说的外表，是指对脸、体格、服饰、发型等的综合评价，也包含人由内而外散发出来的气质、气场。

第二次第一印象：

根据对方的表情、视线、声音、说话方式、姿势、动作等，再次对对方形成的一个印象，称为"第二次第一印象"。在第二次第一印象中，各种因素对人造成的影响也有先后顺序。首先给我们造成影响的是表情和视线。接下来是声音和说话方式，声音的音调、音质等，都会对印象形成造成影响。还有说话的速度、措辞、说话方式等也是重要的影响因素。如果措辞不当的话，可能一下就会影响自己在别人心目中的形象。再有就是姿势和动作。姿势很差将会造成恶劣影响，不经意的脚和手的动作，也可能对自己的形象造成影响。

第三次第一印象：

通过人"说话的内容"，我们可以感受到他内在的性格，能形成关于他性格方面的印象，如"原来他是这种性格的人啊"，这称为"第三次第一印象"。也许你会感到意外，但在初次见面时，说话的内容几乎不会给印象造成影响。但富有魅力的，吸引人的说话内容，有助于把彼此的关系引向更深一层。通过第一次第一印象和第二次第一印象获得好感后，优质的说话内容将会让我们得到更高的分数。

经过这三个过程，便形成了综合性的"第一印象"。

我们的第一印象 50%来自外表，40%来自声音，10%来自感觉，也就是我们的举止。外表主要包括我们的整体造型，比如发型、皮肤、彩妆、服饰、配饰；声音主要是指表达能力，比如语调、语速、语气、节奏；感觉只是指身体语言等综合因素。

但是，第一印象往往并不全面和客观，人是复杂的，我们还是需要花更多的时间和精力去全面地了解一个人。

二、积极有效地倾听

调查研究发现，沟通中的行为比例最大的是倾听，而不是交谈或说话。

积极有效地倾听

人们常常认为交际场上能说会道的人才是受欢迎的人，是善于交际的人。其实，善于聆听的人才是真正受欢迎的人，是真正会交际的人。

曾经有个国家派使臣来到中国，向皇帝进贡了三个一模一样的金人，同时提出一个问题：这三个金人哪个最有价值？皇帝为了不丢大国的颜面，想了许多办法，称重量、看做工、检查纯度等，可是到最后只得出一个答案：在这些方面，三个金人都是分毫不差的。这可急坏了皇帝，他连连向大臣们征求好办法。一个已经退位的大臣听说后，就找到皇帝说："请给老臣一个机会，让我用一根稻草试试吧。"皇帝不太相信，一根稻草怎么能试出来呢？由于没有别的办法，就只好让大臣试试看了。只见这个大臣拿着一根稻草来到三个小金人面前，当他把稻草插入第一个金人耳朵里时，稻草的另一端从金人另一个耳朵里冒了出来；当插入第二个金人耳朵里时，稻草从嘴巴里露出来了；当他把稻草插入第三个金人耳朵里时，稻草掉进了金人肚子里。老臣说道："第三个金人最有价值！"站在旁边的使者赶紧点头，连连称赞。

这个故事告诉我们，最有价值的人，不一定是最能说的人。善于倾听，才是成熟的人最基本的素质。苏格拉底说过："自然赋予我们一张嘴，却给了我们两只耳朵，就是让我们多听少说。"聆听是一门学问，会聆听的人，才会把他人的话听到心里。

繁体的"听"为聽，即耳朵所得，左侧为耳听为王，右侧为十目一心。意为在听的过程中要一心一意地关注着对方。

一位心理学家曾说："以同情和理解的心情倾听别人的谈话，我认为这是维系人际关系、保持友谊的最有效方法。"

有效倾听首先要克服倾听的缺点：试着支配谈话、放任自己走神、只听自己喜欢的内容。

怎样才能做到积极有效地倾听呢？

(1) 饱满的精神：倾听者饱满的精神往往能激起讲话者表达的欲望，活跃交流气氛。当面对一位自始至终拉长着脸、面露苦相的交流对象时，我们所有的表达欲几乎都将荡然无存。

(2) 专注的精神：集中注意力、目视对方，表示尊重和兴趣；即使不喜欢，也能容忍且不打断(等待讲话者讲完)。

(3) 恰当的姿态：保持适当的目光接触，身体稍稍前倾，手托下颚等。姿态倾听五要素(SOLER)：Squarely 面对当事人；Open 身体姿势开放；Lean 身体稍微倾向当事人；Eye 良好的目光接触；Relaxed 身体放松。

(4) 高度的敏感：对讲话者的语言和非语言行为保持注意和警觉。不仅仅能够敏感地抓住他的"言外之意"，而且能够从他的非语言行为敏感地捕捉到"醉翁之意"。

(5) 适当地反馈：听者的表情、眼神、动作、姿态应随对方讲话的喜怒哀乐而做出相应的变化，明确向对方表示"我正在认真地倾听你的讲话"，适时提供语言和动作上的回应，如说"嗯"，赞成就点点头，感觉有趣就报以微笑，感觉滑稽就开怀大笑，想安慰就拍拍对方身体。

(6) 适时地插话：沟通时不恰当地插话，常会阻碍有效沟通甚至会让对方停止沟通。因此，在听完对方的话之前一定保证三缄其口，不管对他(她)的观点同意还是反对，压抑住你想表达的欲望，这样会使沟通效果更佳。如果实在忍不住想插嘴，手边有水就喝一口，或者吞咽一下口水吧！如果不得不开口，请尽量简短。但是，适时地插话，澄清或确定刚才听到的话，却能促进沟通更深一步。适时提问，问一些开放式的问题，如"你在犹豫什么？""再告诉我一些关于……的事情"，或者解释、重申和概述讲话者所说的内容，这样的插话向对方表明你非常乐意听他的话，你对他的话题很有兴趣。

(7) 无批判态度：对讲话者要充分尊重，时刻保持客观、冷静的态度。尊重对方的观点、情感和行为的独特性，不做评判。

三、如何提高同理心

如何提高同理心

同理心又叫作换位思考、神入、共情，指站在对方立场设身处地思考的一种方式，即人际交往过程中，能够体会他人的情绪和想法、理解他人的立场和感受，并站在他人的角度思考和处理问题。同理心主要体现在情绪自控、换位思考、倾听能力以及表达尊重等与情商相关的方面。共情能够让我们准确地理解所处的环境和情感的关系。当我们生活在共情中时，我们发现这其实在某种程度上是一种虚拟现实：我们设身处地对待另一个人，懂得了他过去的经历，用他的眼睛来看周围的世界，感受着他的情感，想象着他的想法。

早在两千多年前孔子就说过："己所不欲，勿施于人。"这就是同理心所说的，要做到"推己及人"：一方面自己不喜欢或不愿意接受的东西千万不要强加给别人；另一方面，应该根据自己的喜好推及他人喜好的东西或愿意接受的待遇，并尽量与他人分享这些事物和待遇。西方文化同样也有强调和推崇同理心的传统，基督教中的"黄金法则"说："你们愿意人怎样对你们，你们也要怎样待人。"其实这就是同理心原则的体现。

我们很容易将同理心与同情心混为一谈，这两者在观念上有两个方面的区别。第一，同情心表示你用自己的观点来看别人的困扰而产生的悲悯之心，而同理心是指你设身处地地思考对方的处境而产生的感同身受。想一下对一个未婚妈妈或一个无家可归的人，同情心与同理心的差别何在？想象一下站在她(他)的立场会是什么样的？当你同情他们时，他们的困惑、喜乐和痛苦还只是他们自己的经验，而当你同理他们时，这些经验就好像变成你的经验(至少在此时此刻)。第二，只有在我们明确知道别人痛苦的原因后，我们才会产生同情，但没有同情也可能同理。例如，同理遭遇困难的亲戚、鲁莽的陌生人甚至罪犯。同理心让你了解别人的动机，而不需要赞同对方。同理之后，你几乎可以确定，你更加了解他们，但不见得会对他们产生同情。

完全的同理是不可能达到的，对不同背景和沟通技巧有限的人来说，需要完全了解另一个人的观点实在太困难了。虽然如此，培养出感受性强，能通过别人的眼睛看世界的态度却是有可能的。

1. 同理心六原则

(1) 我怎么对待别人，别人就怎么对待我。

(2) 想他人理解我，就要首先理解他人。将心比心，才会被人理解。

(3) 别人眼中的自己，才是真正存在的自己。学会以别人的角度看问题，并据此改进自己在别人眼中的形象。

(4) 只能修正自己，不能修正别人。想成功地与人相处，让别人尊重自己的想法，唯有先改变自己。

(5) 真诚坦白的人，才是值得信任的人。

(6) 真情流露的人，才能得到真情回报。当我们要对他人表达同理心时，必须以"理解"为核心，拒绝"同情"，并且要抛开对他人的成见与判断，在理解他人的过程中，拒绝速成的答案。

2. 表达同理心七个步骤

1) 问开放式的问句

"问开放式的问句"意欲让对话可以持续，不让谈话只停留在 0 与 1、黑与白、对与错的二元选项。让对方感受到被尊重，知道自己可以拥有一个暂时的空间，不被批判，只有接纳。

2) 放慢脚步

"放慢脚步"意味着给朋友时间整理思绪，同时也是让自己能更准确地理解对方，也让同理心可以安抚对方。

3) 避免太快下判断

朋友带来问题求助于自己，虽然期待建议，但更希望得到温暖的拥抱。因此，建议虽然可以给，但却需要留到最后当所有的故事都摊在阳光下，这时给的中肯建议才有可能被朋友听进去。

4) 注意你的身体反应

当表达同理心时，最忌讳身体的行为出卖我们的语言。对朋友表达同理心时，一个不经意的手势与表情都可能让对方感觉自己被轻蔑因而失去信任感。留意个人身体反应，使心口如一，将同理心的力量发挥到极致。

5) 了解过去

每个人都脱离不了过去的背景。了解过去，是希望对人有完整性的理解，如面对朋友的外遇，可能自己的父母一方也曾有过类似的经验。或者是因过往欠缺爱的关怀，而朋友从外遇的对象中找到温暖，以至于陷入三角关系中。理解过往与现今的关联，将有可能帮朋友找寻到问题的解药。

6) 让故事说出来

每个人都有属于自己的人生故事，当故事说出来时，我们对一个人的理解将从表面的五官进入到内在的心理世界。

7) 设定界限

同理心的最后步骤是设定界限。有这样一个故事，两个迎面而来的人踏上了同一座桥，对面的来者手里拿着一根绳子，当两人交会时，来者将绳子的一端交给了另一个人，随即跳下桥，对桥上之人说："我是你的责任，你要将绳子抓牢！"桥上之人对此突兀之举深感错愕，一时之间，不知如何是好。过了半晌，桥上之人对桥下之人说："这是你的选择，我将绳子系在桥柱上，你自己爬上来吧！"

第三节　什么是爱情

一、什么是爱

首先爱有一定的生化基础。美国科学家经研究发现，两性之间感情吸引力与"化学反应"有着密切的关系。产生男女之间吸引力的物质大多数是一种类似氨基丙苯的化学物质。这些化学物质可以通过两性之间的眼神传递、肌肤触摸等产生，从大脑开始，沿着神经传导进入血液，进而使皮肤变红，身体发热甚至出汗，心情激动亢奋，促使热恋中的男女双双坠落"情网"，难以自拔。科学家们还发现，人体的氨基丙苯等化学物质不能

表达情感

永久存在，人们经过恋爱的激情后，大约在100天后进入半衰期，开始逐步减少，到3年后(大约1000天)，氨基丙苯等化学物质全部消失。这必然会导致激情逐渐淡薄，也就是出现"情感危险期"。但是，由于恋人长期的共同学习与生活，体内又会产生类似镇静剂的内啡呔的化学物质。它能使恋人之间平衡、安全、互相依靠，甚至不能分离，从而使爱变化，大多数恋人的感情会进一步加深、巩固。

对于爱的探讨是人类的永恒话题，但由于侧重点的不同，哲学家、文学家、心理学家对爱的理解是不同的。

　　人本主义哲学家和精神分析心理学家弗洛姆在其名著《爱的艺术》一书中指出："爱是我们对所爱者的生命与成长的主动关切，没有这种关切就没有爱。"爱是他人与自我关系的创造性形式。它意味着责任、关怀、尊重和了解，以及希望对方能成长和发展。

　　美国著名心理学家派克医生给真爱下的定义是："爱，是一种为了哺育自身或他人的精神成长而延伸自我的意愿。"美国家庭心理治疗家保罗夫妇进一步定义了真爱行为："真爱行为是一种抚育自身和他人情感与精神成长的行为；真爱行为助长个体的责任感。"

二、爱情的成分与要素

1. 爱情的成分

　　美国耶鲁大学的斯滕博格教授提出了爱情三元素理论也叫爱情三角形理论，认为人类的爱情基本上由三种成分所组成，如图 4-1 所示。

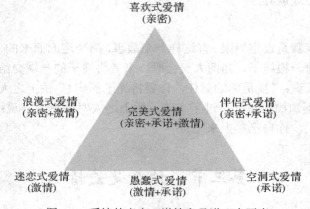

图 4-1　爱情的亲密、激情和承诺三大要素

　　斯滕博格教授认为所有的爱情体验都由亲密、激情和承诺三大要素构成。

　　1）动机成分——亲密

　　动机成分：动机有内发性的驱动力，也包括异性之间身体容貌等特征彼此吸引，以动机为主的两性关系是亲密的。亲密指的是两个人心理上互相喜欢的感觉，包括对爱人的赞赏、照顾爱人的愿望、自我的展露和内心的沟通。亲密包含 10 个基本要素。

　　(1) 渴望促进被爱者的幸福。爱的一方主动照顾被爱一方并极力促进他(她)的幸福。一方面可能以自己的幸福为代价去促进另一方的幸福，但是也期望对方在必要时同样会这样做。

　　(2) 跟被爱者在一起时感到幸福。

　　(3) 当他们在一起做事情时，彼此都感到十分愉快，并留下美好记忆。对这些美好时光的记忆能成为艰难时刻的慰藉和力量，并且共同分享的美好时光会涌流到互爱关系中并使之更加美好。

　　(4) 尊重对方。非常看重和尊重对方。在艰难时刻能够依靠对方。感到对方跟自己站在一起。在危急时刻，能指望对方跟自己同舟共济。

　　(5) 相互理解。情侣应互相理解。他们知道各自的优缺点并对对方的感情和情绪心领神会，懂得以相应的方式互相做出反应。

(6) 与对方分享自我和自己的占有物。乐意奉献自己、自己的时间以及自己的东西给对方。

(7) 从被爱方接受感情上的支持。爱方能从被爱方得到鼓舞和支持，感到精神焕发，在身处逆境时尤其应该这样。

(8) 给被爱方以感情上的支持。在逆境下，爱方应与被爱方在精神上息息相通，并给予感情上的支持。

(9) 跟被爱方亲切沟通。爱方能够跟被爱方进行深层次和坦诚的沟通，分享内心深处的感情。当你为自己所做的某件事感到困窘为难时，你仍能推心置腹地跟被爱方交谈，这时你所经历的就是这种沟通。

(10) 珍重被爱方。爱方要充分感到对方在共同生活中的重要性。当你认识到你的配偶比你所有的物质财富都更为重要时，就知道你对被爱方具有这种珍重和珍爱。

2) 情绪成分——激情

情绪成分：由刺激引起的身心激动状态，如喜、怒、哀、惧等，以情绪为主的两性关系是激情的。激情指一种情绪上的着迷，个人外表的和内在的魅力是影响激情的重要因素。激情是一种"强烈地渴望跟对方结合的状态"。通俗地说，就是见了对方，会有一种怦然心动的感觉，和对方相处，有一种兴奋的体验。性的需要，是引起激情的主导形式。

3) 认知成分——承诺

认知成分：对情绪和动机是一种控制因素，是爱情中的理智层面，以认知为主的两性关系是承诺的。承诺主要指个人内心或口头对爱的预期，是爱情中最理性的成分。承诺由两方面组成：短期的和长期的。短期方面就是要做出爱不爱一个人的决定。长期方面则是做出维护这一爱情关系的承诺，包括对爱情的忠诚和责任心，也就是结婚誓词里说到的"我愿意！"，是一种患难与共、至死不渝的承诺。

2. 七种不同类型的爱情

斯滕博格根据激情、亲密和承诺三大要素分别组成了七种不同类型的爱情。

(1) 喜欢式爱情：只有亲密，在一起感觉很舒服，但是觉得缺少激情，也不一定愿意厮守终生。没有激情和承诺，如友谊。不过友谊还是有可能发展成爱情的。

(2) 迷恋式爱情：只有激情体验。认为对方有强烈吸引力，除此之外，对对方了解不多，也没有想过将来。只有激情，没有亲密和承诺，如初恋。

(3) 空洞式爱情：只有承诺，缺乏亲密和激情，如纯粹为了结婚的爱情。

(4) 浪漫式爱情：有亲密关系和激情体验，没有承诺。这种"爱情"崇尚过程，不在乎结果。

(5) 伴侣式爱情：有亲密关系和承诺，缺乏激情。跟空洞式"爱情"差不多，只有权利、义务却没有感觉。

(6) 愚蠢式爱情：只有激情和承诺，没有亲密关系。没有亲密的激情顶多是生理上的冲动，而没有亲密的承诺不过是空头支票。

(7) 完美爱情：同时具备三要素，包含激情、承诺和亲密。

真爱是怎样的

萨提亚

当我真的有爱时
我会在你说话时凝视着你
我试图理解你在说什么
而不是在准备怎样回答
我接纳你的感受，听到你的想法，看见你的灵魂

当我真的有爱时
我倾听并选择放下防卫
我听见你了，而且对于对与错不加评判
当我没听懂时，我还请你澄清我没有理解的地方

当我真的有爱时
我允许你深深地触动我
即使我可能会因此而受伤
我告诉你我的梦想、我的希望、我的受伤
以及什么能带给我喜悦
我还跟你分享我在哪里失败了
在哪里我觉得做得还不错

当我真的有爱时
我跟你一起放声大笑
但有时我也会幽默地嘲弄你一番
我会跟你谈心，而不是对你训话

当我真的有爱时
我会尊重你的空间，而不是强行挤入
我会在你的界限周围徘徊，或后退几步
直到你感到舒服地让我进入为止
我不会强迫你说出心中的秘密
我等待，直到你自己选择暴露它们给我

当我真的有爱时
我将自己的人生剧本放在一边，让演出告一段落
无论好坏美丑，我只做自己就是了
我也愿意看到你的一切，无论好与坏，美丽还是丑陋

三、恋爱的发展阶段

心理学家苏珊·坎培尔在《伴侣的旅程》一书中，首先提出关系发展会经历五个阶段，分别是浪漫期、权力争夺期、整合期、承诺期和共同创造期。并且上述五个阶段在关系上是垂直发展的。它不只适用于夫妻和情人，其他如亲子、手足、朋友、同事或商业合作关系，都可能会经历这些阶段。一个人可能处于不同的关系阶段，同一份关系的两人可能各自处在不同的阶段，将脆弱多变的关系变成稳定成熟的关系，使生活借由丰富的关系不断展现新的样貌，人无穷的灵性就会释放出来。

1. 浪漫期(罗曼蒂克期)

浪漫期又称为罗曼蒂克期，是亲密关系中最刺激浪漫、让人兴奋、心醉神迷的时刻。任何关系最初阶段都出于想象，此时双方都不了解彼此，只是看到或感觉到对方所呈现出来的形象，有许多自己的期待、幻想或错觉，把自己对完美伴侣的形象投射到对方身上，也是对彼此的物化。

这时候，关系是一种梦想、一个故事，包含许多希望和期望。也因为如此，浪漫期充满了能量、热诚和活力，准备将两个人带到下一个阶段。然而，浪漫期会在某一天骤然结束，此时便进入了权力争夺时期。

2. 权力争夺期

当浪漫消退，彼此愈来愈熟悉对方，逐渐看清楚对方的本性和行为时，浪漫期就结束了，正式进入所谓的权力争夺期。当伴侣的个人习惯或行为不断出现在眼前，困扰自己，冲撞现实时，会开始想去控制对方，以符合自己心目中想要的伴侣形象，而不是接受他原本真实的样貌。于是双方都不满意，都想改变对方，以满足内在隐藏的安全需求。此时会采取各种手段来达到目的，可能是温和的劝告或催促，或是强烈一点的责备或抱怨，甚至是命令强迫或更激烈的手段，在来来回回的冲突中，相互较劲，争夺两人关系中的支配和控制权。

例如，有一天你会在醒来之后，突然发现，昨晚约会时还非常漂亮的她，头发掉得到处都是，嘴巴里飘出来的气味也不再香甜，她没有你记得的那么漂亮了。第二个阶段的特点就是控制，想要改变对方。许多恋人或夫妻的争执和问题都是发生在权利争夺期，大约有五到七年之久，但有些夫妻可能更久，甚至终其一生都停留在这个阶段，或是在来不及走到下一个阶段时，就分叉到其他小路。其他的偏离状态可能是冷漠(有些伴侣已经放弃争执，不再有强烈的争夺较劲，仅维持表面的和谐)、超越(有人把兴趣转移到精神生活，不再投入人际互动，包括两人的亲密关系)或是分离(有人已放弃自己或对方，走出两个人之间权力的争夺，选择结束关系)。

只有当伴侣能看见彼此的差异，且愿意彼此尊重和接纳时，才有可能再进入下一个阶段。

3. 整合期

整合期的恋爱不再争辩谁对谁错，也不再企图责备、控制或改变对方，也不会自责、内疚或懊悔，而是以好奇和真诚的态度来了解彼此，愿意倾听和学习，不再防卫和抗拒，互相分享和对话。此时，真正亲密的花朵才有可能在两个人的花园中慢慢绽放。当双方能达到某种程度的整合，才会晋升到承诺期。

4. 承诺期

能进入承诺期的恋人，他们乐于沟通自己的想法和感受，彼此深入了解对方，同时能投入各自和共同的生活，也因为能完全了解自己和对方，所以可准备做出全然的承诺。承诺彼此有自由的选择，也愿意共享一个承诺，一起计划双方的期待和决定，并且付诸行动。

此时就不再是一方要求另外一方，而是彼此都愿意的共同协定，对彼此有真实的期待，有别于浪漫期是自己幻想中的期待。

5. 共同创造期

关系周期的最后阶段是共同创造期。此时不但能清楚自己的特质、梦想和极限，还能继续深入了解对方，彼此支持完成人生的理想。

双方在这个阶段有充分的自由，生命也有无限的可能。两个人能够一起努力，和谐一致，就像是跳双人舞一样，已经能自在地展现优雅的舞姿，不管是自己的动作或是两人互动都流畅自然，加起来的力量能共同实现梦想和愿望。在这一过程中，双方会因为继续了解探索对方，就像认识新朋友一样，重新进入第一个阶段即充满兴奋的浪漫期。

从浪漫期到共同创造期，这是一个圆，所以并没有到此结束，人们会一次又一次掉入另外一个浪漫期，就是同一个人有另外一个浪漫期。一个人和不同的人，可以处在不同的关系状态。

第四节　爱如何长久

一、爱如何表达

有爱不一定会表达，每个人的表达方式可能是不同的。表达爱的方式都有哪些呢？美国盖瑞·查普曼博士在其出版的书籍《爱的五种语言》中提出：人们基本上有五种爱的语言——肯定的言辞、精心的时刻、接受礼物、服务的行动、身体的接触。

朋友之间或者恋人之间的误会、隔阂和争吵大多数是不了解或者忽略了对方的主要爱的语言造成的。如果你朋友的爱的语言是服务的行动，而你的爱的语言是肯定的言辞，对方会想："就是嘴甜，遇到困难了，也没见他来帮忙，真不够朋友。"如果你恋人的爱的语言是肯定的言辞，你却给他(她)表达爱情的礼物，他(她)或许会想："为什么你一直这样浪费金钱？我们负担不起这样昂贵的礼物。"而你会觉得受挫，你会想"为什么他(她)对我所表达的爱意如此冷淡？"相反的，如果你的恋人的爱的语言是收到礼物，而你却只给他肯定的言辞，那他或许会说："请不要再说这些话了！言语是廉价的，礼物在哪里？你从来不给我任何礼物。"两者可能都是真心诚意的，但都是以自己单方的言语形态表达出来，而不是以对方的语言表达。所以你必须要了解对方表达爱的语言，感受到来自对方的爱，必须了解对方喜欢的爱的表达方式，用对方接受的方式，表达你对对方的喜欢和爱。

1. 需要肯定的语言

肯定的语言有很强的力量，用它可以向对方表达你的赞扬和欣赏，这是一种感性的表达方式。古代希伯来的智者所罗门曾经写道："生死在舌头的权下！"

此类型的人，其他的方式对他无效，而只有给予其肯定的语言，他才会有反应。肯定的语言中需要做出五个方面的努力。

(1) 赞赏：赞赏要真心、要具体，不是敷衍。人都是有思想、有灵魂的动物，是不是真心很容易就能辨别出来。如果赞赏心不诚、意不切的话，效果会适得其反。

(2) 鼓励：鼓励要有针对性。如果对方愿意去做的话，鼓励就是正面的、积极的。如果对方不乐意去做的话，鼓励就是一种强迫，是要求，效果自然不好。

(3) 仁慈和爱：带着仁慈与爱去表达的话，肯定就是有积极意义的。

(4) 谦逊：肯定对方不能以教训的口吻。同样表述"我们需要帮助"的意思，"帮我一下"和"你可不可以帮我一下？"就会得到不同的结果。

2. 关注精心时刻

完全放下一切的干扰，两个人很亲密地在一起，彼此沟通、彼此关心、彼此陪伴，这是特别留给对方的专注时光，是一种很有力的爱的传递工具。另一个人的情感将得到爱的浇灌，生命由此更紧密地联系在一起。

此类型的人十分注重细节。可能他比较关注和你在一起做事，或者是关注你与她一同聊天。假如你与关注精心时刻的朋友或爱人在一起，就一定要注意给足时间在对方身上，不要冷落了对方。否则对方就会认为你不关心他的需求。

3. 喜好接受礼物

礼物是爱的象征，也是最容易学习和模仿的爱的语言。礼物未必是昂贵的，却需要是用心的。无论在哪一种文化中，这都是一种有力的爱的传递，因此送礼物变成了爱情和婚姻家庭生活的一部分。从未接受过礼物的人的家庭生活往往充满了无法言语的遗憾，而送礼物高手往往成为对方惦记、怀念与深爱的甜蜜对象，这一定是令人难以抗拒的。

此类型的人是视觉型的人，一定要看到实物才相信你对他是重视的。对付这类型的人只要记得常送小礼物就可以，礼物无论轻重，关键是否精致。也许这对于一个理财型的人就不太妙了，他认为花这些小钱根本不值得。男人讲求实际，而女人讲浪漫和情调。

尤其要注意的是，此类型的人非常重视节日和生日，如果没有礼物送给对方，那可是会耿耿于怀的。当然，他们也喜欢用小礼物来表达对你的回馈。

4. 需求服务行动

借着为对方服务的行动表达自己对他(她)的爱意。这些行动需要付出思想、计划、时间、努力和精力。如果是以不求回报的心态来服务，便是真爱的表达方式。也有人会通过这样的方式来使对方因为负罪感而努力回报，以达成自己的目标。而真爱是自由的付出，是不能被要求的。倘若如此，并将这样的付出作为辖制对方的手段，终将会破坏彼此的关系。

希望对方能为自己做很多事的人就是需求服务行动的人。如果对方表达好感的方式就是主动为你做点点滴滴的事的话，就是告诉你，他也希望你以此来回报他。

5. 喜欢身体接触

这是无法用科学研究得出的结论，被经常拥抱、亲吻的婴孩，比那些长期无人理会、与亲人身体疏远的小孩，情绪发展会更加健康。身体的亲密接触，是爱情婚姻中强大的沟通工具，也是情感表达的直接方式。在遇到危机的时候，没有什么比彼此的紧紧拥抱更能带给对方依赖和共融的感受了。爱人之间的身体亲密，是两个生命彼此交融的深刻体验。

这类型的人通常喜欢与人有身体上的接触。他们表达亲密的方式就是拍拍你，摸摸碰碰，他们喜欢被拥抱。通常活泼型的人就是喜欢身体接触的人，当然少数有洁癖的人除外。而正好相反的是，大多数完美型的人都不太喜欢被人随意触碰。

需要注意的是，对于喜欢身体接触型的人，如果你的反应过激或不接受，他们就会有被人侮辱的感觉，那对他们而言是一种极度不被尊重的表现。对于此类型的人，当他们需要被呵护和关怀时，千言万语也比不上一个轻轻拥抱。

与人交往首先要学习的是对方的语言，学习他们表达情感的方式和方法，这比做任何努力都要事半功倍。当然，很多的语言是我们与生俱来的和从小耳濡目染学会的，虽然是很难更改的本性，但是还是可以被后天的习惯改变的。

面对你的朋友、爱人、亲人，给予无条件的爱吧，给他们的内心播撒爱的种子，付出终会有回报。付出一分爱，换回的是幸福、快乐以及你想要的一切。

二、男女大不同

在异性交往过程中，了解两性的心理行为特点、心理需求、沟通模式等，有助于我们更好地和异性交往。

1. 两性在心理上有一定的差异

男性重视力量、能力、效率和成就。他们的自我价值是通过所获得的成就来定义的。男性最不愿意让人告诉他该如何做事。

女性重视感情、交流、美和分享。她们花很多时间在相互帮助和相互安慰上。她们的自我价值是通过感觉和相处的好坏来定义的。只有分享和交流才使她们感到满足。

男性碰到问题时，不轻易说出来，他会将问题留给自己。只有当他需要从别人那里得到答案时，他才跟别人说。所以，一旦他跟别人谈论自己的问题，便意味着请求答案。因此当女性跟他说她的问题时，他自然以为她也在请求答案。可是他发现，她得到他的答案后，并没有像他所期望那样感觉开始变好。这时，他便很难继续听下去。因为他的答案被拒绝了，这让他感到自己的无能。其实，女性谈论问题是为了感情上的沟通，而不是为了答案，只要男性用心去听，表示他的关注，她就会感觉好起来。

女性是关系导向的，喜欢唠叨；男性是目标导向的，容易沉默。男人喜欢的东西充满对抗性，就是要一决雌雄，且需要用到大量手脑协调和空间测算能力。女人喜欢的东西则完全是以关系维护为导向的。最能使女人获得满足感的是人与人之间的交流，包括同男友、丈夫、朋友、亲戚、子女的交谈、沟通等。男人完全无法理解女人之间为什么会有那么多话要说，同样的，女人也无法理解男人为什么总要分个高下才肯罢休。

男人的大脑被设定为发现问题，解决问题；而女人的大脑被设定为建立关系，维护关系。在某些棘手难题形成的压力之下，男人倾向于自己独立解决。由于解决问题需要耗费大量脑力，因此他会变得沉默。此时女人就害怕了，因为同样处在压力之下时，女人倾向于找人倾诉。女人的本能决定了，如果不找人倾诉，她就无法独自解决。同时，能向别人倾诉也表明她并不孤单。

2. 男性和女性在行为方面也存在一定的差异

1) 女性喜欢逛街购物，而男性喜欢打游戏、看球赛

逛街购物对女性而言，是一种消除紧张的好办法。从进化学角度来解释，男性是狩猎者，所以外围视野比较狭窄，走直线路径，杀死猎物就马上回家，所以男性的购物方式是速战速决。而女性是采摘者，外围视野比较宽阔，没有具体的目标和方向，也没有时间限制，成群结队边聊边走，她们感到非常快乐。

男性大多痴迷于各种电脑游戏，喜欢看球赛。研究发现，男性天生就具有领土意识，在历史发展中，男性是征服者、好战者。

2) 女性比男性更容易迷路

男人的空间辨别能力位于大脑前方，男性可以在脑海中转动地图，知道往哪个方向走。而很多女性不会看地图和路标，外出时更容易迷路。

3) 女性比男性更喜欢聊天

男性的大脑是高度区域化的，按区域来分类和储存信息。紧张忙碌了一天后，男性的大脑信息会被分类存档。而女性大脑并不以这种方式储存信息，所有问题不停地在大脑中涌现，女人从脑中排除问题的唯一方法是把问题说出来。男人说话是为了"解决问题"，而女人说话是为了说话。

4) 女性更易表达情感，男性喜欢隐藏情感

英国心理学家表示，女性拥有"情感化"大脑，男性拥有"机械化"大脑。男性天生爱竞争、自控、有防范意识，是隐藏自己感情的孤独者。情绪化的男性，会被认为是失去了控制。当男性生气时，他会把自己逼入绝境或离群独思。社会环境强化了男人的行为，教他们应"像一个男人""不能哭"。而女性大脑具有更开放、诚实、合作的特点，更有牺牲精神，她们可以不必总是控制自己的感情，所以女性更善于表达感情。

5) 男性和女性对待压力的方式不同

男性的压力反应是退缩。男性倾向于否定内心感受和感情上的痛苦，并自动退缩。退缩的大体征兆是停止沟通，会不由自主地关闭自己。女性的压力反应是心烦意乱。面对压力，女性会变得更加情绪化，不自觉内心有股冲动，促使她不仅对自己的情绪做出反应，也对伴侣和他人的情绪做出反应。

6) 女性爱唠叨，男性爱沉默

男人常常抱怨女人唠叨，因为女人说了一大堆工作上、生活中遇到的问题，男人的大脑是被设定为解决问题的，因此男人以为女人有无数个难题需要解决，这才是他烦恼的根源。但你要知道，女人只是要找个人谈话而已，事实上她不在乎你是否能解决问题。

3. 在恋爱关系中，男女的心理需要也大不一样

美国心理学家说男性和女性分别有六种基本的爱情需求，女性需要的形式是关心、理解、尊重、忠诚、体贴、安慰；男性需要的爱的形式包括信任、接受、感激、赞美、认可、鼓励。

1) 女性需要关心，男性需要信任

当男人对女人表示感兴趣、关心她的幸福时，她会觉得被爱、被关心。信任男人就是相信他会尽其所能给伴侣最美好的一切。

2) 女性需要了解，男性需要接受

女人被倾听与被了解的需求越得到满足，她就越能轻松给予男人所需要的接纳。接受的态度是不拒绝，这不是指女人相信他很完美，而是指她不试图改变他。

3) 女性需要尊重，男性需要感激

送花或记得节日的方式，使女性能感到受尊重，同时她就能轻易表达出男人需要的感激。感激是被支持时的自然反应。男人感受到感激，就知努力没有白费，而会因此付出更多，也更主动尊重伴侣。

4) 女性需要专注，男性需要赞美

女人因受宠爱与特殊对待而感到幸福洋溢。女人若感受到对方将其放在第一的位置，她会欣喜地崇拜他。赞美男人就是以惊奇、喜悦、肯定来尊重他。如果男人能受到赞美，他会很安心地向她献出忠诚并宠爱她。

5) 女性需要认同，男性需要肯定；女性需要安慰，男性需要鼓励

男人安慰的态度使女人相信她一直是被爱的。女人表达出来的信任、接受、感激、赞美和肯定，都可以鼓励男人勇往直前。鼓励可以激发他给予她所需要的安慰。

第五节　爱　与　性

爱意萌动的青春期男女，产生性幻想和性欲，是正常的性心理反应。年轻异性间的性吸引，本应通过适当的异性交往来满足爱慕期的渴求。大学生在生理上已经成熟，但心理还不够成熟，尤其是性心理不成熟。具备发生性关系的条件，不一定是付诸行动的适宜时机。因为大学生还不具备承受发生性关系所产生的一切后果的能力和精力。但是，如果实在控制不住，或者决定发生关系，就要慎重行事。

一、建立科学的性观念

1. 肯定和承认性对个体的重要性

"食，色，性也""饮食男女，人之大欲存焉"等论述充分表明性是人的本能。没有性，就没有人类的繁衍。性作为人的一种本能，是一种自然生理现象，贯穿人的一生始终。性是推动人类社会进步的原始动力，而不应该将性及与性有关的行为认为是肮脏、淫秽和下流的。

2. 性不等于爱

性是爱情中的重要部分，但性并不等同于爱。恰恰相反，性可能会背叛爱。尤其是在男性身上，性和爱往往是分离的。恋爱中是否发生性关系，并不能保证恋爱是否能够修成正果。几乎找不到任何资料可以证明婚前性行为有助于婚后生活的幸福，反而未婚性行为会给个体带来很多压力，甚至伤害。

3. 性本能是人的自然属性，但是人的这种本能要受到道德和法律的制约

如果将性作为本能，就随意发生性行为，实际上是夸大了人的动物性。对于人类而言，

性本能要受到人类社会规则的约束，尤其是伦理、道德和法律的制约。对于大学生来说，具备良好的性道德要做到以下几个方面：一是对性行为保持严肃的态度，不随意发生性行为；二是当别人不愿意时，不要强迫；三是不要侵犯他人的权利，尤其是不能用暴力等方式威胁来达到目的；四是注意性行为的安全性。异性相吸、性爱、性冲动和性行为是人类的一种本能，但因为涉及他人，并可能产生严重的后果，为了协调双方及与周围人的关系，应该尽量避免不良后果的发生。对于婚前性行为，每个人都应该持谨慎的态度。

二、学会正确看待性，认识恋爱与性的关系

恋爱不一定发生性关系，但性关系最好建立在恋爱的基础上。很多男生认为性关系是恋爱的必然结果，甚至把发生性关系作为征服异性的标志，作为向同性炫耀的资本。男生把同意发生性关系作为女友真爱自己的证明。爱情包括性爱，但爱无需性来证明。

从朋友到恋人，交往了解的时间最好长一点。保持纯洁恋爱关系的时间长一些，在一起的幸福感也强烈持久，因为彼此的信任感更强。人性的确是不太珍惜容易得到的东西。当然，也不是无限期延长，故意考验对方。

一见钟情的感情，多半是昙花一现，激情不可能持久。尤其是女生，确认对方是值得信赖的人，才能考虑是否发生关系。只要男生真爱女生，多半会尊重女生的意愿。所以，主导权还是在女生手里。

有些开放的女生也把吸引异性作为自己有魅力的证明，把发生性关系作为留住男友的手段。当男友提出性要求时，女生自己也有需求，但谨慎的女生还是感到为难。不答应，担心影响感情；答应，担心造成不良后果。责任感强的男生会因为女友愿意和自己发生性关系而更加珍惜，但也有不少男生因此而逐渐疏远厌弃女友。发生关系后，两个人的状态就不断发生变化，暴露缺点，产生冲突，不再互相包容迁就。如果双方对这些正常的变化都缺乏思想准备，就可能导致感情疏离甚至酿成悲剧。

以前，人们把发生性关系看成是女性的奉献和牺牲，喜欢用"献身"这个词，"贞洁"只针对女性。现在人们承认性是男女双方的生理和心理需求，只要双方自愿，不存在谁牺牲奉献。男生感叹大学找不到清纯女孩，但是不敢公开宣扬这种观点，据说如果有男生在意女生是不是处女，就会被女生集体鄙视疏远。这是女权斗争的结果。只是，世俗眼光和道德舆论对女性造成的压力还是很大。

三、假如你没有准备好——有效避免发生性行为的技巧

性的行为并不像人们想象的那样简单。因为性行为发生后各种可能的结果会对人们的心理和生理产生影响。如果你在恋爱中不准备发生性关系，或者还没有准备好，当恋人向你提出性的要求时，你有权拒绝对方不成熟的性要求，而且有必要了解一些有效地避免性行为发生的技巧。以下的一些策略可供参考：

第一，约会时选择溜冰、郊游、打球、划船等含有运动内容的方式。

第二，如果你没有遇到合适的恋爱对象，或者你的心理还很稚嫩，那么应采取转移的方式来缓解自己的性渴望，比如参加各种活动或体育锻炼，给自己定下具体的学习工作任务，这些都是有效的转移方式。

第三，避免寻求感官刺激，如看成人电影、色情网站或画刊等。

第四，不要因为对性的羞涩而回避与异性的正常交往，与异性的正常交往是缓解性渴望的有效方法。

第五，如果有自慰的习惯，不要因此陷入自责和恐惧的心理中。要认识到自慰是正常的性活动之一，注意不要过度，并保持足够的休息。

第六，如果女生不想发生婚前性关系，应该在与恋人平时的交往中明确地告诉他。这不是一种伤害，而是教会男孩子尊重女孩子。你可以告诉对方，你不想做，并不是因为看不起他，而是你想要等到结婚的时候。在这一点上，你不必为男友考虑太多。恋爱的过程也是双方互相尊重的过程。如果他是一个负责任的男人，他会理解你的拒绝，或许由于钦佩你是一个遵守自己原则的人而更加爱你。如果你不想发生性行为，这个男孩子却一定要，那只能说明这个男孩子不尊重女孩，甚至有些霸道。

第七，如果对方尊重你的原则，你应该向他表达自己的感谢。你们平时可以一起讨论一下，如果两个人一起时，你们之中的某个人不能控制自己时，就做些可以让你们转移注意力的事，比如两人一起出去散步。

第八，不要等到最后一刻才说不。男孩子会觉得你在捉弄他。另外，不要喝太多的酒，酒精会使你在做决定的一刹那听不见自己的声音。

第九，不要在两个人单独在一起时看暧昧色情的电影、电视，刺激性的画面往往会使人失去理智。

第十，性交并非表达人的性兴趣及完成性满足的唯一方式，有很多风险较低的方式可以使你对自己的感觉更好，并能肯定你自己的价值。

四、建议与忠告

由于大学生之间发生性关系可能带有突发性，缺乏准备，场所可能不太安全，紧张和恐惧也会造成不良后果。校外便宜的民用出租房不太卫生，有可能感染疾病。酒店的洗漱用品消毒情况并不理想，最好不在酒店浴缸洗澡，还要注意坐便器的卫生。尽量自带洗漱用品，千万不要共用牙刷。尽量选择比较正规、安全的酒店，学会保护自己的隐私。

大学生发生性关系，一定要在事前采取避孕措施，最好使用安全套(同性发生性行为时也是如此)。不仅为了避孕，也是避免感染性病。性病的主要传播途径是母婴、血液、性交。妇科医生忠告：女生不要随便吃避孕药，有副作用。如果没有准备而发生性关系，事后72小时内可服"紧急避孕药"，宜早不宜迟，但是这类药物副作用大，最好少吃。

万一怀孕，一定要尽早到正规医院咨询医生(千万不要因为害羞和图便宜而去私人诊所，以免出医疗事故，做不好还会导致终身不育)，检查不是宫外孕才能做流产手术，五十天以内可以采取药流，超过五十天最好采取人流。药物要在医生的监督下按时间间隔服用，医生观察胚胎已经流出才安全。千万不要自己到药店买流产药服用，如果没流干净，还要做清宫手术，不仅痛苦，对身体损害也很大。如果男友不陪同去医院，女生一定要请亲友陪同。

流产后，身体虚弱敏感，至少要请假休息一周，多喝红糖水，多吃温补食物，不要吃辛辣和寒凉食物。最好不要洗头洗澡，忌用凉水洗衣物。千万不要因为怕别人知道而坚持上课或剧烈运动。

其他女生对于怀孕或流产的女生，不要嘲笑歧视。要爱护她们的自尊心，保护她们的隐私，关心她们的健康，尽量照顾她们术后的日常生活。请以姐妹情怀体谅她们的行为，给予精神安慰。

最可怕的是，现在艾滋病感染人数增多，高校也有，感染者九成以上是男生。在这里我特别要提醒男生：不要以为男生不会怀孕就不会有任何风险！目前，男同性恋比例高于女同性恋，还有一部分是双性恋。如果在同一时期有不同的性伙伴，感染艾滋病的概率将大大增加。一直以来，女生家长更担心孩子的健康和安全，现在，男生家长更担心了！

不少感染者有报复心理，希望同学们能够洁身自爱，提高警惕！尽量不和校内外行为不端的人交往，少去校外娱乐场所。不要接受来历不明的饮料，没有喝完的饮料，在离开自己视线后最好不要再喝，以防被人放入毒品。吸毒和滥交往往密不可分，因为一般人买不起毒品，只有被迫卖身，而滥交的结果之一就是艾滋病。目前，吸毒者很难戒掉毒品，艾滋病治愈率很低。万一与疑似艾滋病人发生了关系，24 小时内可到疾控中心或大型医院购买"阻断药"，可以降低感染概率。

放纵只在一念之间，自律且须警钟长鸣。交友不慎，要你性命！这绝不是危言耸听！大学生们的健康与安全，是父母最大的牵挂，希望大学生们珍惜生命，珍惜父母多年的心血！衷心希望大学生们都能勇敢追求真挚的爱情，懂得享受安全健康的性爱！

第五章　学习与创造力心理

第一节　学 习 概 述

　　说起学习活动，大家可能并不陌生，因为在我们每个人从小到大的成长经历中都包含了一段较长时间的、在学校中进行学习的经历。作为一名大学生，我们当前最主要的任务是学习各种科学知识与技能。

学习概述

　　如果要给学习下一个科学的定义，同学们也许会根据自己对学习不同的理解而得出不同的答案。因此，在系统了解与学习相关的心理学知识之前，首先需要给学习下一个科学统一的定义。

　　首先，我们请大家来探讨以下列举的几种现象是否属于学习。

　　现象一：马戏团的狗熊在表演投篮。回忆一下我们看马戏表演的情形，憨态可掬的狗熊总是令我们印象深刻，那么这种广泛受到观众喜爱的表演行为，是否是狗熊学习的结果呢？

　　现象二：李雷可以指出酸和碱的不同。也就是说，当我们向李雷询问有关酸和碱到底有什么不同的化学特性时，李雷可以清晰地指出二者之间的差别。

　　现象三：韩梅梅在 9 岁时身高 1.1 米，在 11 岁的时候身高 1.4 米。可以看出，伴随着年龄的增长，韩梅梅长得越来越高。这样的现象，是否属于学习？

　　最后，现象四：当人进入黑暗的房间的时候，刚开始什么也看不见，过几分钟就能看见东西了。第四种现象在日常生活中非常常见，比如说我们约同学去影院看电影，刚走进去的时候，仿佛什么都看不见，只觉得眼前一片漆黑，但只需经过短暂的适应，我们就能够慢慢看清楚周围的事物。那么这样的现象是否是学习的一种体现？

　　相信每个同学都已经在心里对我们所列举的四种现象有了较为清晰的判断。但我认为同学们所得到的答案并非完全一致，大家对学习概念的判断可能存在着一些分歧。

　　以下，我们将从心理学的角度，为大家阐述心理学家为学习下的定义。

　　首先，学习的概念有广义和狭义之分。

　　广义的学习是指有机体在后天的生活过程中，通过反复经历而获得的行为或者行为潜能的变化。大家可以看到，从广义的学习概念上讲，学习的主体不仅包括人，也包括猴子、狗熊、老鼠等多种具有生命的有机体。换言之，从广义的学习概念上看，学习是人和动物共有的一种普遍的现象。

　　其次，从学习过程上看，学习并非与生俱来，它是后天习得的一种技能。因此，我们所具备的一些生理性的本能，例如呼吸、睡眠等就不在学习的范围之内。

　　第三，学习是个体在反复经历的过程中产生的行为或行为潜能的比较稳定的变化。例如，当我们大家学习了走路之后，就会通过行为将它表现出来，同时，它并不会随着外界环境的偶然改变而消失，我们晴天能走路，雨天也能走路。

在这里需要大家注意的是广义的学习概念中所讲到的行为潜能。通俗地来讲，可以将行为潜能理解为学会了某一行为，但却并没有表现出来。例如，我们学会了游泳，但在日常生活中，当我们在陆地上正常行走时，并不表现出游泳的行为。而只是在特定的场所，比如说在游泳池中时，才会出现这种学会的行为。

不难看出，根据广义的学习定义，很容易对之前所列举的四种现象进行清晰的判断，即现象一和现象二属于学习。因为狗熊作为一个有机体，它的投篮动作并不是先天获得的，而是经过后天的反复训练而获得的；同理，学生作为一个有机体，他并不能通过先天的遗传而了解酸和碱的不同，这样的知识只可能通过后天的教育而获得，因此这两种是典型的学习行为。

但现象三和现象四就不再属于学习。首先，现象三揭示的是个体的生长发育过程，韩梅梅在 9 岁时身高 1.1 米，11 岁时身高 1.4 米，这是身体发育所带来的结果，也就是一个自然的成长过程，身高的增加并不是通过后天反复的经历而得来的，因此现象三不属于学习。同样，现象四描述的也是一个正常的与生俱来的感觉—现象—感觉的适应过程，因此，我们也不将它定义为学习。

接下来，让我们再了解一下狭义学习的定义。狭义的学习是指学生在学校教育中所进行的学习活动，是按照特定的社会要求，通过学校教育对学生身心发展所进行的认知、情感、态度与价值观念的积极培养与行为塑造。从内容上看，狭义的学习强调人类通过学习的行为获得个体经验与社会历史经验；从方式上看，狭义的学习强调语言在学习活动中所扮演的重要作用；最后，从性质上看，狭义的学习强调学习是人积极主动地满足社会和发展的需要而产生的一种具有主观能动性的活动。因此，若以狭义的学习概念作为评判标准，上述的四个现象中，只有现象二能够被定义为学习。

一般来说，为了更好地研究学习的形成，揭示学习的内在机制，心理学上普遍采用广义的学习概念，即将动物的学习行为也纳入到学习的研究范畴之中，并通过设计各种巧妙的动物行为实验，提出并验证各种学习形成的理论与假设，并把它们推广到人的学习当中，用于指导我们的学习。

第二节 学习的生理机制

心理是人脑的机能，是对客观现实的反映。没有脑的心理或者说没有脑的思维是不存在的，作为一项高级的心理活动，学习也是依靠脑的各项生理机能来实现的。

学习的生理机制

一、大脑的宏观(半球及脑区)结构

首先让我们从宏观的层面上来认识大脑。作为神经系统最高级的部分，大脑由左、右两个大脑半球组成，两半球间有横行的神经纤维(胼胝体)相联系。左侧半球在语词活动功能上占优势，其主要负责对语言的处理和语法表达，如词语、句法、命名、阅读、写作等。右侧半球在非语词认识功能上占优势，例如，对三维形状的感知、空间定位、自身打扮能力、音乐欣赏等。人体功能在大脑皮质上有定位关系，如感觉区、运动区等在大脑皮质上都有对应位置，实现大脑皮质的感觉功能和调节躯体运动的功能。每个半球表面都有一层灰质，也就是大脑表面神经细胞的胞体集中部分。人的大脑表面有很多往下凹的沟(裂)，沟(裂)之间有隆起的回，这大大增加了大脑皮层的面积，如图5-1所示。根据大脑半球表面呈现不同的沟或裂，我们可以将每个大脑半球分为额叶、颞叶、顶叶、枕叶和脑岛五个区域。不同的脑区，发挥着不同的功能。额叶是大脑发育中最高级的部分，与人类学习和高级思维密切相关的脑区是额叶。

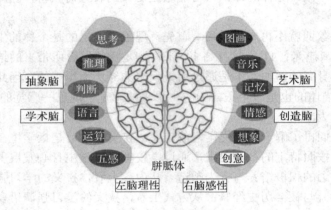

图 5-1　大脑半球结构图

二、大脑的微观(神经元)结构

下面我们再通过微观的世界来认识大脑。大家都知道人类的大脑是由数以万计的神经元所组成的，如图5-2所示。一个完整的神经元形态由三部分组成，它们分别是胞体、短而密集的树突以及一个很长的轴突。

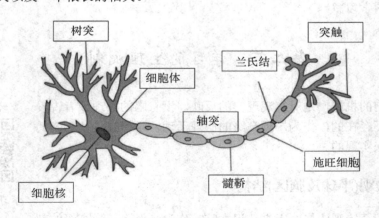

图 5-2　神经元结构图

有一个形象的比喻，就是把我们的手臂看作一个神经元。手掌的掌心是神经元的胞体，手指多而短小，因此可以被看作神经元的树突，同时我们还有一个很长但唯一的手臂，因此可以被看作轴突，现在让我们动一动手臂，一个完整的神经元就诞生了。神经元并不是孤立存在的，人脑中的神经元之间会建立起许多的联系。比如说左手是一个神经元，右手是另一个神经元。我们用一只手去握住另一只手的手臂，就形成了一个简单的神经环路，信息就可以在这个神经环路上进行传递了。现代生物学表明，学习的过程正是大脑中不同神经环路形成的结果。

大脑虽只占人体体重的 2%，但耗氧量达全身耗氧量的 25%，血流量占心脏输出血量的 15%，一天内流经脑的血液为 2000 升。为了保持神经元之间进行有效的信息传递活动，脑内数以万计的突触连接和神经回路在不断地生成、维持与分解。因此保持良好的用脑卫生习惯，对学习显得尤为重要。

三、健康的用脑策略

一般来说，健康的用脑策略我们需要做到以下几个方面。

1. 保证充足睡眠

睡眠是脑细胞全面休息的过程。深沉而恬静的睡眠对于恢复精力和体力、消除疲劳是必不可少的。适宜的睡眠时间要视不同的年龄、体质、习惯以及季节变化等因素而定。青少年需睡 8～9 小时，睡眠不足，则精力和体力不能完全恢复，影响第二天的学习和生活。但也不可睡眠过多，否则会使人意志消沉、懒散，也不利于健康。

2. 要有适宜的学习环境

适宜的学习环境有利于大脑高效率地工作，延缓脑细胞疲劳的来临。主要是保持新鲜的空气、适宜的光线和良好的坐姿。可适当开窗保持空气对流以使大脑得到充足的氧气，在柔和的光下而不要在刺眼的强光下学习，以减轻视觉的疲劳并保护视力。

3. 注意学习和休息的相互调节

在学习过程中应该有让大脑休息的时间。学习了一个小时后，要起来活动，使全身血液循环通畅，并让眼睛眺望远方或做几节眼保健操，这样做有利于消除大脑的疲劳。此外，学习时还可按不同学科交替进行，目的就是不让大脑某一区域单一地、长时间地工作。

4. 保证充分适当的营养

脑细胞的活动需要丰富的养料，但脑细胞本身又缺少储备营养物的能力，所以每天都应该给大脑细胞充分适当的营养。多吃含丰富蛋白质、维生素、磷化物等的食物，如肉、蛋、豆类、新鲜的蔬菜、水果等，不应当偏食，以使大脑能高效率地工作。此外，有些同学常常不吃早饭，这对大脑的危害很大，因为经过一夜，血液中的营养物已经消耗了许多，如果不吃早饭就进行学习，由血液供给大脑的营养物就很有限，大脑细胞的工作效率不会很高，而且易疲劳。

人的大脑就像一部机器，只有正确使用它，注意保养它，才能创造出更多的东西，才能实现它最大的价值。愿同学们都有一个健康聪明的大脑。

第三节　学习理论

　　学习是一个非常复杂的现象，不同的心理学家从不同的角度对学习的产生进行了各种各样的描述和解释，由此产生了学习理论的不同流派与代表人物。本节中，我们会对一些比较常见的、与日常的学习生活密切相关的学习理论进行介绍。

　　行为主义的学习理论是心理学中最早用于解释学习、同时也是对学习活动影响最为广泛的一个理论流派。行为主义认为，一切学习都是通过条件作用，在刺激 S 和反应 R 之间建立联结的过程。强化在刺激和反应的联结中起到重要的作用。在刺激和反应的联结之中，个体学到的是习惯，习惯一旦形成，只要类似的情景出现，习惯就会自动出现。

　　行为主义有四位代表人物，分别是桑代克、巴甫洛夫、斯金纳和班杜拉。由于他们同属于行为主义，因此他们都认为学习是在刺激和反应之间建立联结的过程，但不同的是，每一个人都通过精巧的实验阐述了 S 到 R 的反应联结是如何形成的，由此我们可以看到行为主义有关学习的四种学说。

一、桑代克的尝试错误学说

　　桑代克认为，刺激和反应之间的联结是通过有机体不断地尝试错误而产生的。为了证实这样的观点，桑代克设计了著名的"饿猫迷笼"实验，在这个实验中，桑代克首先将一只饿了很长时间的猫关入笼中，同时在笼子外面放了一条鱼。猫由于饥饿，会急切地希望冲出笼子吃到鱼，但是想打开这个笼子，猫就必须找到桑代克在笼子中所设计的开关，因为只有触及开关，门才会打开，猫才能从笼子中出来吃到鱼。我们都知道猫是听不

尝试错误学说

懂人类的语言的，因此我们并不能通过语言去直接指导猫进行操作。但尽管没有人类的指导，猫也并没有饿死，它依然还是吃到了鱼，就是因为猫最终学会了打开开关，做出反应的过程如图 5-3 所示。

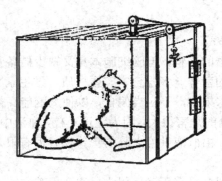

图 5-3　"饿猫迷笼"实验示意图

　　我们可以想象猫在进入笼子之后，由于它急切地想出来，会在笼子中表现得焦躁不安，上下左右地晃动身体，这样的走动会让它在无意间碰触到笼子内的开关，从而完成了第一

次从刺激到反应的联结。当我们把实验重复多次就会发现，刚开始，猫在第一次、第二次进入笼子的时候，需要用很长的时间才能够无意间地碰触到开关，最终出来吃到鱼，但是经过反复的练习，在第 50 次或第 80 次后，只要把猫放进笼子，它就能够迅速从笼子中出来。这就是尝试错误并进行学习的过程。

桑代克通过上述实验，不仅证实了学习的尝试错误学说，还发现了在教学活动中存在的三大规律。

1. 准备律

桑代克认为学习一定是在有准备的情况下发生的。正如实验中的猫，如果猫在学习之前吃得很饱、很舒服，它在笼子里面只想懒洋洋地睡觉，那么它就不会有想从笼子中出来的冲动，也就不会习得开门的学习结果。所以学习一定是在有准备的情况下发生的，日常生活中我们总是碰到这样的例子，就是如果老师采用突击的方式对大家的学习进行测试，学生们的成绩往往不会太好，这就是违反了准备律的表现。因此，我们一定要在考试前进行充分的准备，这样才能够发挥最高的水平。现在比较流行裸考，就是毫无准备地去考试，注定会得到较差的结果。

2. 练习律

学习需要进行大量的练习。可以看到，猫在前几次进入笼子的时候，需要很长的时间才能找到开关的位置，但是经过反复的练习之后，刺激和反应之间的联结就会得到不断的加强，在多次练习之后，只要猫进入笼子，就能够快速地出来。所谓工多技熟、熟能生巧，便是这样的道理。练习律提醒我们，在学习的过程中，一定要注重练习的作用。适当的练习会增加学习的效果，学习之后一定要经过大量的练习，才能更好地帮助我们巩固所学的知识。

3. 效果律

学习者在学习过程中所得到的各种正性或负性的反馈意见，会加强或减弱学习者在头脑中已经形成的某种联结。例如，猫每一次通过努力从笼子中出来之后，都会吃到鱼，那么，这种开门的联结就会不断地得到强化被加强；反之，如果猫每一次开门之后，不但无法吃到鱼，还会遭受到电击的惩罚，让它非常痛苦，那么猫就不愿意从笼子中出来，也就不会形成开门的联结。通过效果律可以看出，学习的效果会对学习的行为产生重要的影响，在日常的学习过程中，我们也会得到不同的结果，有时是好的，有时是不好的，这些结果都会影响到我们对待学习的态度，从而影响到我们学习的结果。因此，制定合理的预期与学习计划，对学习活动非常重要。

二、经典条件反射理论

行为主义中的第二个理论，来自俄国的生理学家巴甫洛夫所提出的经典条件反射理论，正是由于这个理论的提出，巴甫洛夫获得了诺贝尔生理学或医学奖。在经典条件反射的实验中，巴甫洛夫以狗作为实验的研究对象，实验所要考察的刺激与反应联结，是狗听见铃声分泌唾液的行为，如图 5-4 所示。

经典条件反射理论

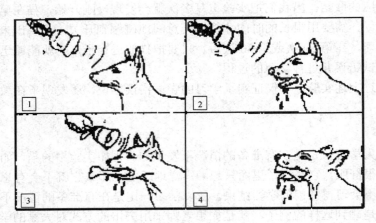

图 5-4　经典条件反射示意图

从先天的生理反射上看，狗和铃声之间并不存在一一对应的关系，因此我们把铃声称作中性刺激物。狗存在的先天的反射是看见食物分泌唾液，因此我们把食物称作无条件刺激物。换言之，只要食物出现，狗就会分泌唾液，这种反应是先天的，没有附加条件的限制。

巴甫洛夫的实验，就是将中性刺激物(铃声)与无条件刺激物(食物)相结合。在每一次给狗喂食之前，巴布洛夫先通过摇铃让狗识别到铃声这个刺激，之后再为狗添加食物。经过多次的结合之后，巴甫洛夫发现，只要狗听见铃声，它就会分泌唾液，由此便建立起了一个经典的条件反射，即狗听见铃声就会分泌唾液这样一个后天的行为。

巴甫洛夫的实验表明，刺激和反应之间的联结(学习)是建立在人或有机体先天的生理反射之上的，我们只需要将新的刺激物与生理反射相结合，就能够形成 S 到 R 的联结。巴甫洛夫的经典条件反射，对我们的学习认知产生了非常深远的影响。

在日常生活中，当我们选购商品时，总会对某些品牌的商品表现出特殊的偏好和喜爱。然而，由于这些偏好和喜爱并不是与生俱来的，因此它必然是一种学习的结果。而这种学习的产生其实就是在广告中运用了巴甫洛夫经典的条件反射理论。它的具体做法是，首先选取大家喜爱的明星或者形象靓丽的模特(无条件刺激物)，作为传递商品信息的载体(中性刺激物)。由于人都有喜欢美好形象的生理本能，因此我们看见明星和形象靓丽的模特之后，就产生了心情愉悦的先天条件反射。之后，我们再让商品的信息和信息的传递者(明星或模特)之间建立反复的联系，也就是说让明星或者是模特不断地与某品牌的商品信息同时出现，经过反复的结合之后，当我们再次看到商品信息的时候，就会由此产生愉悦感。因此在购买商品时，我们更加倾向于选择能为我们带来愉悦感的商品，这就完成了经典条件反射的建立。

这样的学习过程告诉我们，可以利用自身的一些先天的反射状态来更加有效地帮助我们进行学习。可以寻找到一些令我们快乐开心的事情，然后将学习的信息有效地与这些事件反射相结合，从而加深对于知识的记忆和理解。与此相反，也可以试图通过将不良行为习惯与令我们厌恶的事情相结合，来改变我们的某些行为。这便是心理健康中的一种常见的行为矫正方法，叫作味—厌恶式学习。例如，有的人存在酒精成瘾的行为，常常酗酒。因此，为了消除酗酒的行为，常见的做法是，在喝酒之前，让他服用一些催吐的药物，之后再进行饮酒的行为。在饮酒之后的一段时间之内，催吐药物就会产生作用，从而引起个体强烈的呕吐行为，这种行为会让个体感到非常的痛苦，经过多次的反复，便在个体的头脑中建立了饮酒与呕吐之间的联结。这样，每当他在脑海中想到酒时，激活的不再是那些与饮酒后愉悦体验相关的记忆，取而代之的是饮酒后强烈的呕吐感，这样便减少了他对酒精的兴趣，从而达到控制饮酒行为的目的。

可以看出，经典条件反射理论将学习与个人的生理活动相连，在潜移默化中帮助我们学习和养成不同的行为习惯。

三、操作性条件反射理论

斯金纳的操作性条件反射学习理论更加强调学习本身的后果，也就是对于刺激—反应之间的联结所造成的影响。换言之，我们可以通过操纵结果对有机体的行为进行塑造。在许多和心理学相关的书籍与影视作品中，都会提到一个实验装置，叫作斯金纳箱。这便是斯金纳研究学习形成时所使用的一种实验工具，如图 5-5 所示。

操作性条件反射理论

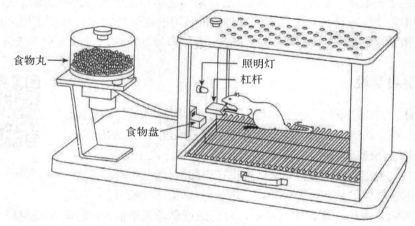

食物丸

照明灯
杠杆

食物盘

图 5-5　斯金纳箱

一般来说，斯金纳多将老鼠或鸽子作为研究对象放入斯金纳箱中，箱中有一个开关装置，每当老鼠碰触到开关之后，就会有一粒食物进入笼中的食槽内，老鼠通过反复的练习之后，就获得了按压杠杆得到食物的条件反射。这看起来和早期桑代克的尝试错误学说有很大的相似之处，但不同的意义在于，斯金纳对学习后的效果进行了明确的区分。斯金纳明确提出了强化与惩罚的概念。所谓的强化就是能够使行为刺激与反应的行为发生频率得到增加的那些结果；而所谓的惩罚是指能够降低刺激与反应的行为发生频率的那些结果。由此，有机体或人类的学习就不再仅是简单的尝试错误所带来的被动适应行为。人们可以根据操作行为的结果对不同的行为联结进行有效地塑造。

斯金纳将操作性条件反射原理应用到教学活动上，提出了程序教学论及其教学模式，程序教学是一种个别化的教学形式。斯金纳建议将学习的大问题逐渐分解成一系列的小问题，并按照一定的程序编排呈现给学生，要求学生学习并回答问题。学生回答问题后，及时地给予反馈程序。教学的基本原理是采用连续接近法，通过设计好的程序不断强化，使学生形成教育者希望的行为模式，通过这样的方法，同学们可以尝试将复杂的学习问题进行简化，从而逐一进行突破。当我们把每一个环节都做好之后，就从宏观上完成了对整体任务的学习。

根据斯金纳的操作性条件反射理论，行为之后所得到的结果，会对有机体的行为塑造表现出极大的促进或阻碍作用。这里我们为大家介绍一个现象，叫作习得性无助，是指个体在连续遭受到负性的挫折与创伤之后，不愿意再进行任何改变的现象。例如，我们都知道，人类有着很长的驯服大象的历史，大象作为陆地上最大的哺乳动物，拥有极大的力量。可是我们在马戏团或者在东南亚的某些国家，可以看到人们在驱赶大象进行劳动的时候，只需要用一根很细的铁链，或者说用一根很轻的鞭子就可以控制大象，那么这是为什么呢？究其原因是在大象小的时候，当它的能力尚且不足的时候，人们就会用很粗的铁链把它拴住，它的每一次逃脱都以失败而告终。久而久之，大象就会获得习得性无助，即认为无法摆脱铁链对自己的束缚，当大象长大之后，即便我们将粗铁链换成了它可以轻易破坏的细绳索，大象也不会再试图逃脱。

在日常的学习生活中，我们偶尔也会遇到各种各样的失败。这时人们看待失败的态度，以及对于失败原因的分析就显得尤为重要。如果认为自己失败的结果注定无法改变，人们就会产生悲观绝望的态度，以至于不愿意再进行新的尝试，这就是习得性无助的形成。因此，在学习活动中，个体应该有一个合理的规划，将学习的难度控制在合理的范围之内，这样才能够不断地激励自己前进，而不是定一个很高的学习目标，永远无法达到，最终只能放弃。

四、观察学习学说

如前所述，无论是桑代克的尝试错误学说，巴甫洛夫的经典条件反射理论，还是斯金纳的操作性条件反射理论，都是通过对动物的研究来说明学习(刺激—反应的联结)是如何形成的。而行为主义中的第四位心理学家班杜拉则提出了新的观点，班杜拉也在试图解释刺激与反应之间的联结形成的过程。但是在这个过程中，班杜拉认为，刺激到反应的联结，并不需要亲身经历。在很大程度上，可以通过学习观察他人的行为来获得自身的经验，因此班杜拉的学习理论又被称为社会学习理论，或者是观察学习理论，如图5-6所示。

观察学习学说

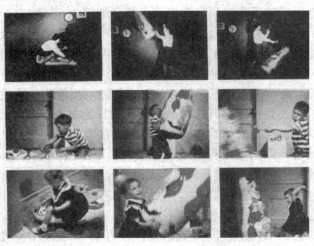

图5-6 观察学习——波波玩偶实验

实验中，班杜拉首先将儿童分为甲、乙两组，在实验的第一阶段，让两组儿童分别看一段录像片，甲组儿童看的录像片，是一个大孩子在打一个玩具娃娃，过了一会儿，来了一个大人给大孩子一些糖果作为奖励。乙组儿童看的录像片，开始也是一个大孩子在打一个玩具娃娃，过了一会儿，来了一个成人惩罚了这个大孩子。看完了录像片之后，班杜拉把两组儿童一个个送进一间与录像中相似的放着玩具的房间内，并对孩子的行为进行详细的观察。结果发现，甲组儿童都学会了录像片里孩子的样子，摔打玩具，而乙组的孩子却很少出现摔打玩具的行为。这一阶段的实验说明，对榜样的奖励，能使儿童表现出榜样的行为；反之，对榜样的惩罚，则会让儿童避免出现榜样的行为。在实验的第二阶段，班杜拉鼓励两组儿童学习录像里的孩子那样摔打玩具的行为，谁学得像就给谁糖吃，结果两组儿童都争先恐后地使劲摔打玩具。这说明通过看录像，儿童都已经学会了攻击行为。而第一阶段中，乙组儿童之所以没有出现摔打玩具的行为，只不过是因为他们害怕表现出攻击行为受到惩罚，从而抑制了自己的攻击行为，而当条件许可时，他们也会像甲组的儿童一样，表现出攻击行为。

通过上述实验，班杜拉的社会学习理论指出，学习是指个体通过对他人的行为及其强化性的结果的观察，从而获得某些新的行为反应，或对已有的行为反应进行修正的过程。在这一过程中，人们可以通过观察身边相似或者相同的榜样对自己的行为进行评估。在现实生活中，观察学习的应用非常广泛。例如，在学校中会经常对优秀学生和三好学生进行表彰，同时也会在某位同学犯错之后，通过通报批评的方式对其进行惩罚，这样的做法就是采用了班杜拉的社会学习理论。在班杜拉的社会学习理论之中，他还强调模仿者与观察者之间的关系，模仿者与观察者之间的行为越相似，特点越接近，那么观察学习的行为就越容易产生。

本节内容介绍了行为主义的四个学习理论以及这些理论对学习活动的启示。当然，在心理学研究中，还有认知主义、人本主义、建构主义等流派所提出的各种学习理论，鉴于篇幅原因，不再对其进行详细的介绍，感兴趣的读者可参考相应的心理学书籍。

第四节　学习动机

人们之所以表现出这样那样的行为，都有其内在的原因。心理学家一般采用动机这一术语对人们的行为背后的原因进行描述。所谓的动机是指引发并维持活动的倾向，因此我们将动机的概念沿用到学习的领域当中，就得到了学习动机的概念，即学习动机是引发和维持个体学习活动，并将学习活动指向一定学习目标的动力。

学习动机

学习动机具有三个功能：首先，学习动机对个体的学习具有激发功能，当学生对某些知识或技能产生迫切的学习需要时，学习动机会引发学习内驱力，唤起内部的激动状态，产生焦急、渴求等心理体验，并最终激起一定的学习行为，同时，学习动机会增强学生学习的准备状态，激活相关的知识背景，提高学习的效率；其次，学习动机具有指向功能，学习动机使学生的学习行为在初始状态时就指向一定的目标，并推动学生为了达到这一目标而努力学习；最后，学习动机具有维持学习的功能，学习动机能够使学生在学习过程中集中注意力，克服影响，提高努力程度，遇到困难时坚持不懈，直至达到学习目的。不难看出，学习动机对于个体的学习活动具有举足轻重的作用。

既然学习动机对个体的学习活动具有非常重要的作用，那么是否学习动机越高，个体的学习效果就越好呢？学习动机与学习效率之间的关系如何？

心理学研究表明，个体的动机强度和工作效率之间，并不是一种直线型的关系，而是一种倒 U 形的曲线关系。具体表现为，一开始随着动机的增加，个体的学习效率将不断地提高，可是当学习动机到达一定的程度之后，学习效率则不再提高，反而会随着学习动机的增加而不断地下降。许多人都有过这样的经历，就是在某些重要的时刻，我们越是想让自己表现得非常出色，越是适得其反，往往连正常的水平都发挥不出来。这就是较高的学习动机影响学习效率的典型现象。

通过对学习动机和学习效率关系的研究(图 5-7)，心理学家耶克斯和多德森发现了一定的规律：各种活动都存在着一个最佳的动机水平，一般来说，中等强度的动机最有利于任务的完成。动机水平处于中等强度时，个体的工作效率会最高，动机不足或者过分强烈，都会导致工作效率的下降。不仅如此，动机的最佳水平还会随着任务性质的不同而不同，当学习复杂的学习任务时，动机强度的最佳水平会低一些，而在学习简单的任务时，动机强度的最佳水平往往会高一些。例如，当我们在进行诸如跑步、游泳等体育活动时，较强的动机会帮助我们取得更好的成绩；而与此相反，当我们在解数学题或者进行精细的手工操作时，较强的动机则会使我们变得愈发紧张，从而影响到效率水平。

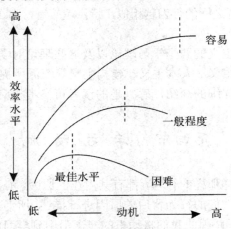

图 5-7　动机与效率的关系曲线

在大学的学习生活中，学生最常感受到的压力来自考试，也就是所谓的考试焦虑。从来源上说，考试焦虑其实就是人们学习动机过强的一种表现形式。正是由于太想在考试中取得好的成绩，才会使得人们的学习动机水平得到显著的提升。但这种过高的动机水平不仅无法帮助人们提高学习的绩效，反而会使人们在考试之前出现烦躁失眠，看不进去书，无法集中注意力的现象。因此，通过学习耶克斯-多德森定律，便能对这种考试焦虑产生一个较为清晰的认识，在未来的学习过程中，合理地控制自己的动机水平，提高学习效率。

在众多的动机理论之中，以美国心理学家马斯洛提出的需要层次理论的影响最为广泛。马斯洛认为，任何人的行为动机都是在需要的基础上被激发出来的，他将人的需要分成了五个层次，即生理的需要、安全的需要、爱与归属的需要、尊重的需要以及自我实现的需要。这些需要从低级到高级排成一个层次，较低级的需要至少达到部分满足之后才会出现相对高级的需要，如图 5-8 所示。

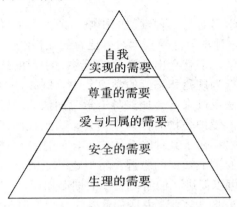

图 5-8　需要层次示意图

第一，生理的需要。生理的需要是指人对食物、水分、空气和睡眠等的需要，它们在人的所有需要中是最重要的，也是最有力量的。例如，当人落水之后，为了得到空气而拼命挣扎之时，几乎完全不会考虑到自己的求救姿势是否得体。

第二，安全的需要。它表现为人们要求稳定、安全、受到保护、有秩序、能免除恐惧和焦虑等。例如，人们希望得到一份比较安定的职业，愿意参加各种保险，这些都表现了他们对于安全的需要。

第三，爱与归属的需要。一个人要求与他人建立感情的联系或关系，如结交朋友，追求爱情，参加一个团体，并在其中获得某种地位等，就属于爱与归属的需要。在大学生活中，如何学习与他人相处，培养良好的人际关系，被团体所接纳，是每一个同学都面临的重要任务。

第四，尊重的需要。它包括自尊和希望受到别人的尊重。自尊需要的满足会使人相信自己的力量和价值，使他在生活中变得更有能力，更富有创造力。相反，缺乏自尊会使人感到自卑，没有足够的信心去处理和面对问题。

第五，自我实现的需要。人们追求实现自己的能力或潜能，并使之完善化。在人生的道路上，每一个人自我实现的形式是不一样的，有的人希望成为科学家，有的人希望成为商人，有的人希望成为优秀的领导者，这些就是每个人自我实现的需要。

一般来说，心理学家都赞同将学习的需要归纳入自我实现的需要当中。马斯洛认为需要的层次越低，它的力量就越强，潜能就越大。在高级需要出现之前，必须满足低级的需要，只有低级的需要得到满足之后，高级需要才能够出现。例如当一个人饥肠辘辘时或担心自己的安全而感到恐惧时，他是不会追求爱与归属的需要的。具体到大学生活之中，也会常常因为低级需要而影响到高级需要的产生。例如同学们和室友或身边的同学、朋友产生了一些人际关系上的问题，导致爱与归属的需要以及尊重的需要无法得到满足，从而使自己无法安心学习。因此，在日常的学习生活中，不要将学习活动与其他的生活事件孤立起来。多给予身边的朋友一些友善和关爱，这会使学习的效果更加显著。

第五节　学习的迁移

　　学习的迁移是指一种学习对另一种学习的影响，或习得的经验对完成其他活动的影响。任何一种学习都受到学习者已有的知识经验、技能、态度的影响，因此只要有学习，就会出现学习的迁移。学习的迁移广泛地存在于各种知识技能、行为规范和态度的学习之中。例如，学习加法影响学习乘法，而学习乘法反过来又会加深对于学习加法的理解。在学校中形成的遵守规章制度，爱护公物的行为，也会影响到我们在学校之外的表现。学习的迁移不仅存在于某种经验的内部，而且也存在于不同的经验之间。比如，丰富的词汇知识的掌握，将促进外语阅读技能的提高；而阅读技能的提高又可以促进我们学习更多的词汇知识。

学习的迁移

　　学习迁移的发生，对人类的学习来说具有重要的意义，但并不是所有的学习迁移都是有利的。按照迁移的效果，我们可以把学习的迁移分为积极作用的正迁移和消极作用的负迁移。所谓正迁移是指一种学习促进了另一种学习的发生。比如人学会了骑自行车之后，再去学习骑摩托车的时候，就会比较容易掌握这样的一个技能。与此相反，如果一种学习阻碍了另一种学习，就称为负迁移。比如一个人在学习了很长时间的跳高之后，再学习跳远，就会不由自主地总是往高处跳，却跳不远，这就是学习的负迁移。

　　积极的正迁移可以帮助我们在学习中产生举一反三、触类旁通的效果，因而，心理学家通过各种实验，努力探讨正迁移发生的条件。

　　最初由桑代克等人提出了共同要素说，认为只有当两个学习活动中存在相同的要素时，一个学习的变化才会改变另一个学习的习得，也就是说当学习情境和迁移情境中存在共同的成分时，一种学习才能影响到另一种学习。正如之前所说，学习了骑自行车之所以能够帮助促进人们学习骑摩托车，那就是因为二者之间的相同因素很多；反之，学习了骑自行车之后，并不能帮助人们快速地学习开汽车或者是开飞机。按照桑代克的解释，就是因为两者之间的共同要素差异很多，以至于无法迁移。共同要素说表明，在进行学习时，可以有意地将相同或相似的内容进行合理的编排，发挥二者存在的共性，从而达到事半功倍的效果。

　　目前对迁移活动影响较大的理论来自美国心理学家贾德提出的概括化理论，也叫作经验类化说。他认为先期学习所获得的东西之所以能够迁移到后期的学习中，是因为在先期学习中获得了一般原理，这种原理可以全部或部分地运用于两种学习之中。两种学习活动之间存在共同要素仅仅是知识产生迁移的必要前提，而迁移产生的关键是学习者，在两种学习活动中，通过概括形成了能够泛化的共同原理。只要一个人对他的经验进行了概括，就可以完成从一种情境到另一种情境的迁移，对原理了解概括得越好，在新情境中的迁移也就越好。

　　为了验证这样的观点，贾德在 1908 年做了水下打靶的实验。贾德将一群十一二岁的小学生分成 A、B 两组，要求其练习水下打靶，给 A 组被试者先教授了光在水中的折射原理，然后进行练习，而对于 B 组来说，只进行练习，不教原理。当他们达到相同成绩后，增加水中目标的深度。结果发现，学习过水的折射原理的一组，成绩明显的优于未学过的一组。贾德认为这正是因为学习了原理的一组已经将折射原理概括化，从而能够更加快速地调整和适应新的深度，并快速地迁移到新的情境之中。通过贾德的理论，可以看出，若要达到举一反三、触类旁通的学习效果，人们就需要掌握知识中的各种原理的内在含义，并将其积极地应用到真实的情境之中。

由此可见，掌握知识的内在原理，并有意识地进行迁移，对人们的学习活动将产生巨大的推动作用。

第六节　创造力心理

一、创造力的概念

人们对创造力的表述最早见于拉丁语中的"creare"一词，意为创建、创新、生产和造就。作为一项人类所特有的非凡能力，人们很早就对创造力表现出了极大的渴望。但由于当时人类所掌握知识的局限性，创造力在人类文明进程发展中的很长一段时期内，都被看作上天(缪斯女神)对人类的恩赐，或者被看作一种极个别人(天才)所特有的超常才能。因此，在这一时期，创造力多被看作神秘而不可研究的。直到 20 世纪 50 年代，吉尔福特发表了有关人类创造性能力的相关研究，才使人们逐渐开始意识到，其实创造力和其他心理活动一样，是人类所共同具有的一种心理品质。

由于创造力自身所具有的复杂性与特殊性，当前研究者就如何通过文字来清晰、明确地表达创造力这一概念仍存在着部分分歧。但绝大多数研究者都一致认可将新颖性与适宜性作为评价创造力的两个关键性指标，也同意将发散思维能力看作创造力的核心组成部分。

二、创造力的理论

创造力的产生需要个体打破固有的观点与思维模式，从而产生新颖的观念或产品。发散思维理论认为，日常生活中，人们往往存在着两种相对的思维方式，即复合思维和发散思维。复合思维也称作习惯性思维、常规思维，其作用主要是使个体的观念与意识聚焦于当前所要完成的任务之中。例如，集中精神完成一道数学题目，而不受外界因素的打扰。与之相反，发散思维(创新思维)需要个体从当前的意识焦点出发，将思维发散到不同的角度，从而产生全新的观点。当前，主流的发散思维测验为物体多用途测试。测试时，研究者会要求参与者就生活中常见的"物品"展开联想，尽可能多地说出该物体可能存在的多种用途。例如，"鞋子"的用途有哪些？通过复合思维，人们可以很快地想到，鞋子是用来穿的。但这仅仅反映了"鞋子"的常规用途。根据发散思维，则可以提出将鞋子当花盆，将鞋子当铅球等创新的用途。复合思维与发散思维示意图如图 5-9 所示。

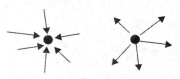

复合思维　　　　　发散思维

图 5-9　复合思维与发散思维示意图

心理学家梅德尼克等人在 1967 年提出了远距离联想(Remote Association)能力的观点。梅德尼克认为创造力的核心成分是个体的远距离联想能力，即个体能够在彼此相距很远的观点之间建立联系的能力。远距离联想能力高的人能够打破固有思维的束缚，快速地找到现有各种关系之间的某种联系，从而形成新的联想或观点。之后，其开发出了当今被广泛应用的"远距离联想测验"(Remote Association Test，RAT)用于测量个体创造性能力的高低。具体说来，在测验中，研究者会给被试者呈现三个词或短语。要求被试者寻找并说出一个与这三个词语均有联系的词语，例如为被试者呈现食物(Food)、捕捉器(Catcher)和炎热(Hot)三个词语，被试者需要想出狗(dog)与之对应生成狗食(Dog Food)、抓狗器(Dog Catcher)和热狗(Hot Dog)。被试者完成得越快，正确率越高，表明其创造性的能力水平越高。

以上仅介绍了创造力中最具代表性的两个理论，旨在帮助读者理解创造力的本质。若想进一步了解相关内容，请参考其他专业的心理学书籍。

三、创造力的培养

创造力可以通过后天的培养而逐步产生与提高。这其中，创新思维的培养是核心内容。

在日常的学习生活中，人们应当有意识地培养发散性思维，从多个角度来分析与理解问题。"一题多解"就是一项很好的练习。与此同时，根据远距离联想理论，人们需要经常打破自己固有的思维限制，重点寻找那些看似无关的物品与事物之间的联系。例如，自行车与电池都是我们非常熟悉的生活物品，但人们却很少思考二者之间存在怎样的关联。当有人看到电池能够为自行车提供动力而将其组合在一起，我们便得到了现在被广泛使用的交通工具——电动车。因此，有意识地培养自己的创新思维，使它成为一种习惯，将对人们的创造力的产生大有裨益。

第六章　幸福人生与积极心理学

第一节　什么是幸福

　　1897年，冯特在莱比锡大学创立了世界上第一个专门研究心理学的实验室，这标志着心理学正式成为一门独立的学科。到20世纪，心理学已经得到了长足的发展，治疗诸如抑郁症、恐惧症等心理疾病的手段越来越先进，效率也在不断提高。但令人费解的是，先进的治疗手段并没有使罹患心理疾病的人数有所减少，反而在逐年增加。

　　这真是一个令人困惑的问题！生活在新时代的人们，拥有更充足的食物、更舒适的居住条件、更便利的购物方式、更先进的医疗技术以及更多元的娱乐方式，拥有更好的物质条件和更高的受教育程度，人们并没有变得更加快乐。相反，人们主观感受到的幸福感却在一路走低。这究竟是怎么回事呢？作为一门旨在研究幸福人生的学科，积极心理学应运而生。那么，什么是幸福呢？

一、幸福感的概念

　　当我们提及幸福，就会想到一系列与幸福相关的词汇，如成就感、满足、高兴、快乐、轻松、愉悦等。作为一种个人内在的感受，主观幸福感(Subjective Well-being)指个体依据自己设定的标准，在总体上对其生活质量所作的满意程度的判断，是衡量个人生活质量的重要综合性心理指标。虽然让人感到生活幸福的要素因人而异，但大致上看，幸福感具有以下三个共同特征：

　　(1) 主观性：主观幸福感依赖于评价者本人的期望水平，一个人幸福与否只有他自己的体验最真实准确。

　　(2) 整体性：主观幸福感包括生活满意度、积极情感和消极情感三个方面，反映的是个体整体的主观感受到的生活质量，是一种综合性的心理指标。

　　(3) 相对稳定性：尽管每次测量会受到当时情绪和情境的影响，但从长期看，主观幸福感有一个相对稳定的量值。

　　总的来说，幸福感是个体的主观判断，其更加依赖人们自身的内在因素。面对同一种生活情景所感受到的主观幸福感具有很大的个体差异性。主观幸福感是个体对其生活质量的一种综合判断，不仅包括认知评价，还包括积极情感以及消极情感。幸福感是一个长期的体验而不是短暂的效应。在测量幸福感时，瞬间的情绪变化往往不被计入其中。

◈ **知识延伸**

故 事 欣 赏

有两对夫妇是好朋友。李先生和妻子的年收入总计 20 万元，王先生和妻子的年收入总计 40 万元。每次聚会聊天时，李先生和妻子言语中都是满满的幸福，对自己的生活很满足，他们认为已有的收入足够买房买车，能够支付教育、医疗需要，还能偶尔旅行一次，基本生活无忧无虑。

但收入是他们两倍的王先生和妻子却总觉得挣得不够多，经常为钱吵架，有好几次聚会，都是因为王先生与妻子对钱的争执不欢而散。原因就在王先生想要更多的奢侈品和奢侈体验，房子要住别墅，买车和服装一定要买名牌，孩子一定要上当地的国际学校，旅游必须去国外才满意。

这是为什么呢？心理学家约翰逊和格鲁克研究发现：一个人对自己的生活是否满意，并不取决于其收入多少。一些很有钱的人总觉得欲望不能得到满足，而一些不是很有钱的人却很满意当前的生活。因此，约翰逊和格鲁克总结出了一个幸福公式：幸福=我们已经拥有的成就/我们想要的欲望。

李先生和妻子拥有 20 万元的收入，却只有 10 万元的欲望，幸福感指数是 1.0，知足常乐。王先生和妻子拥有 40 万元的收入，但是满心期望过上 80 万元的奢侈生活，幸福感指数是 0.5，因此经常为缺钱而苦恼。

二、影响幸福感的因素

在学习了幸福感的概念和基本特征后，积极心理学想要回答的问题是："什么能影响我们的幸福感？"伊利诺州立大学心理学教授爱德华·迪纳的研究发现，在满足基本的生活需求之后，额外的收入对幸福感的提升并没有显著性影响。其次，年轻也不能保证生活的快乐。美国疾病管理部门做过的一项调查显示，在二十到二十四岁的年轻人中，其情绪低落的时间显著高于老年人群体。因此，财富、学历与青春对幸福的影响有限。心理学家研究发现，影响人们幸福感的主要因素有以下五个方面。

1. 生活事件

人们的幸福感会随着事件的变化而波动，个体当前的生活事件会影响个人的幸福感水平。人们在经历了良性事件之后，例如赢得比赛、获得奖赏，积极情绪会增加，主观幸福感提升；反之，负性事件，例如疾病、灾难、战争、争吵、亲人离世等则会增加人们的消极情绪，降低幸福感。

2. 社会关系

社会关系是心理健康的后勤保障，具有重要的社会支持作用，可以提供必要的物质帮助或心理支持，增加个体的安全感、愉悦感和归属感，提高自信心，显著提升个体的主观幸福感。迪纳与塞利格曼教授的一项研究显示，亲密的家庭关系和朋友有助于提高主观幸福感水平。对于幸福感指数高的人群，他们明显的共同特征就是都有亲密的朋友与家人，并花时间与他们共处。因此良好的社会关系和人际交往是幸福感的重要影响因素。

3. 人格特征

研究发现，外在环境只能解释主观幸福感变异的 15%。相对而言，内部因素尤其是稳定的人格特质才是影响幸福感水平的重要因素之一。具体说来，拥有外向型人格特质的个体更容易接近环境中积极的信息，他们会花更多的时间来参与社会活动以达到自我满足；同时他们还会采用更为积极的方式看待生活，从而感受到较高的幸福感水平。具有宜人性和严谨性人格特质的人，能够通过创造出使个体感到愉悦的环境及生活事件而提高自己的幸福感。而内向者社交技能不足，因而回避了许多原本可以获得快乐的社会情境，使自己的幸福感降低。神经质人格特质的人倾向于将不利的事件归咎于自己能力的不足，认为坏的影响将会持续下去、自己对事件的发展无能为力，最终降低自身的幸福感。

4. 健康状况

健康是整体幸福感的一个重要因素。相对于客观的健康状况，个体主观感受到的健康状况对主观幸福感影响更大。总的来说，身体健康状况越好，个体越容易感受到快乐、愉悦的心情，幸福感指数上升。反之，身体健康欠佳，则会严重影响个体的正常生活，幸福感降低，这一点在老年人群中尤为显著。

5. 遗传因素

人具有快乐或不快乐的基因，有的人天生就更乐观开朗一些，幸福感指数更高。幸福感的 50%受到遗传的影响。具体说来，个体的幸福感水平由基因 SLAG64 决定。如果父母的遗传信息中的 SLAG64 基因都很短，那么其子女中，近三分之一的人会出现与自杀相关的困扰。赖肯和特勒根调查了 1400 对双胞胎的幸福感状况，结果显示，基因对积极情感、消极情感和生活满意度的影响作用分别是 40%、55%和 48%。而家庭生活环境只能对上述三者产生 22%、2%和 13%的影响。

◆ 知识延伸

想一想：财富能让人们更快乐吗？

当一个人非常贫穷、风餐露宿、食不果腹，连基本的生活都无法保障时，快乐水平一般比较低下，此时收入的增加可以显著提高幸福水平。但是一旦生活变得富裕了，再增加同样多的金钱时，它对提升幸福水平的作用却越来越小。有研究显示，在人均GNP 超过 8000 美元的国家中，财富与个体幸福水平之间没有显著关系。尤其令人惊讶的是，那些一味追求物质财富积累，视物质财富为奋斗目标的人，反而因为财富的增加而出现较低的幸福感。为什么物质不能让我们满意呢？

原因 1：财富给人们带来的幸福感会受到适应水平的影响。适应水平现象意味着成功与失败、满意与不满的情感都是相对于先前的状态而言的。人们在一定水平上的愿望实现后会感觉到快乐，但这种快乐的感觉只能持续一段时间，之后人们需要追求更高水平的目标来提升快乐。

原因 2：财富给人们带来的幸福感会受到相对剥夺(Relative deprivation)的影响。个体的幸福感不仅取决于其与自己过去的体验相比较，而且还取决于自己与他人进行比较。人们评估自己的财富值时，倾向于与他人比较，一旦发现他人拥有比自己更多的财富，便心生羡慕、不甘和嫉妒，幸福水平降低。

第二节　积极心理学

一、积极心理学的起源：习得性无助

"习得性无助"是美国心理学家马丁·塞利格曼根据动物实验结果所提出的一个概念。在实验的一开始，塞利格曼把狗关在笼子里，并打开笼子的门。当狗每次想要走出笼子而试图靠近笼子的门时，就会遭遇到一次强烈的电击。经过多次实验，狗开始变得绝望。到最后，即使电击撤销，笼子的门敞开着，狗依然放弃逃出笼子的机会，绝望倒地，等待痛苦的来临。实验中狗的这种放弃挣扎的反应被称为"习得性无助"。

心理学家推测，多次重复的失败经历会改变狗的认知，狗学习到了无助感，即无论自己多么努力，都永远无法走出笼子，与其因为尝试逃出笼子而遭受电击，倒不如安心地躺在笼子里。随后的很多实验也证明了这种习得性无助的现象在人身上也会发生，假如我们经历了多次失败，慢慢地意志就会变得消沉，自我挫折感产生，认为无论自己多么努力，都无法改变现状，对生活感到无助和绝望，彻底失去改变的动机和信念。很多时候，其实不是我们真的不行了，而是从失败的经验中习得了无助感，让我们以为自己无力改变现状罢了。

◆ **知识延伸**

心理学知识：乐观的力量

一个人的积极乐观的品质，会如何影响其成就呢？让我们一起读一读这项研究成果：Harold Zullow 与塞利格曼教授主持了一项有关总统候选人的外在形象与选举结果关系的研究。研究覆盖 22 场总统大选的演讲稿，包括从 1896 年(McKinley 对决 Bryan)到 1984 年(Reagan 对决 Mondale)的大选。研究结果发现，相对于对手，候选人传达乐观、有希望的信号越多，获胜的概率就越高，其中有 18 次是更乐观的候选人获得了胜利。也就是说，在演讲稿中避免谈论负面问题，给选民描绘美好蓝图，传输乐观信息的总统大选候选人更容易获胜。比如克林顿在 1992 年的选举中向美国公众发出了乐观的信息："我来自一个叫作'希望'的地方。"尽管他的对手也发出了乐观的信号，但克林顿在演讲中提到了更多的代表乐观的"希望"，所以他最终当选。

请大家想一想自己有没有类似的经历，保持乐观的态度能使自己克服困境，勇往直前。

二、什么是积极心理学

积极心理学也翻译为正向心理学，是塞利格曼等人在 1998 年提出的一种新的心理学观念。相对于传统心理学过多地关注个体心理疾病和痛苦，积极心理学倡导关注人类积极的心理品质，帮助人们发现人的发展潜能、力量、美德、爱等内在资源，进而提升个人的素质和生活的品质，把握幸福人生。

塞利格曼教授认为，每个人的心灵深处都有一种自我实现的需要。这种需要会激发人内在的积极力量和优秀品质，积极心理学主张利用这些内在资源帮助有精神障碍的人治疗精神疾病，让普通人更好地发展，使有天赋的人最大限度地发挥自己的潜能。

积极心理学提倡用积极、乐观、欣赏的态度研究人，培养人的积极心理品质和美德，是着力研究普通人的幸福、发展、快乐的科学。积极心理学的研究内容主要体现在三个层面，如图 6-1 所示。

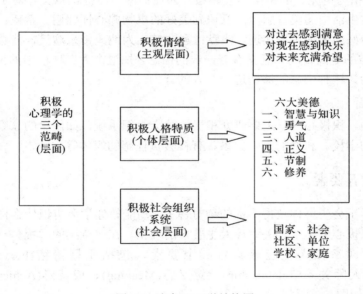

图 7-1 积极心理学结构图

1. 主观层面

在主观层面，积极心理学主要研究人的积极的心理体验。强调人要用满足对待过去，用快乐和幸福感受现在，用希望和乐观面对未来。

2. 个体层面

在个体层面，积极心理学主要研究积极的个人特质。塞利格曼教授倡导，拥有美德是我们幸福的基础，并且将美德(个人良好的品质)细分为六大类 23 小类。

(1) 智慧与知识：指与获取和使用信息有关的积极品质。创造力：想出新颖的方法。好奇心：对事物有兴趣，善于探索和发现。爱学习：掌握新的技术、主题和知识。开放头脑：从多个角度看问题，公平地对待全部证据。洞察力：为他人提供忠告，具有独特的看待世界的方式。

(2) 勇气：指面对内外阻力时，努力达成目标的意志。真实性：不掩饰自己的意图，对自己的感觉和行动负责。勇敢：在困难和痛苦面前不退缩，为正确的事物辩护。恒心：不顾艰难险阻，有始有终地坚持行动。热忱：饱含激情，不半途而废，活泼有生气。

(3) 人道：指关心他人的积极品质。友善：做好事，帮助他人，关心他人。爱：重视与他人的亲密关系，互相关心和分享。社会智力：能够意识到自己和他人的动机和感受，知道如何做才能适应不同的社会情境。

(4) 正义：指与个人和群体之间的最优互动有关的积极品质。公平：基于正义和公平的观念，对别人一视同仁。领导力：鼓励群体，促其实现目标，并培养出良好的组内关系。团队合作：忠于群体，完成自己分内的工作。

(5) 节制：指免于过度的积极品质。谦虚/谦卑：不寻求成为他人关注的焦点。审慎：小心地做出选择，不承担不必要的风险，不做可能后悔的事，不说可能后悔的话。自我调适：守纪律，控制个人的欲望和情绪。

(6) 超越：指与更庞大的宇宙形成联系，为他们的生活提供意义。对于美和优秀的欣赏：注意并欣赏生活中的美。感激：意识到美好的事物并心怀感谢。希望：期望未来最好的结果，相信美好的未来可以实现。幽默：喜欢笑，为他人带来欢笑，能够开玩笑。宗教性/灵性：对宇宙的更高目的和意义有着一致的信念，知道个人在环境中的位置，具有关于生活意义的信念，这种信念能够塑造一个人的行为。

3. 社会层面

在社会层面，积极心理学主要研究积极的社会组织系统，如健康的家庭、关系良好的社区、有效能的学校、和谐的人际关系、有社会责任感的媒体等。

三、幸福人生五要素

积极心理学不会告诉你获得幸福的绝对答案，却能教你学会辨识什么样的人生才会幸福。下面阐述积极心理学中有关幸福人生要素的理论。在《持续的幸福》一书中，塞利格曼教授提出实现幸福人生应该具备五个要素，包括积极情绪(Pleasure)、投入感(Engagement)、人际关系(Relationship)、意义感(Meaning)、成就感(Achievement)，简称PERMA模型，如图6-2所示。

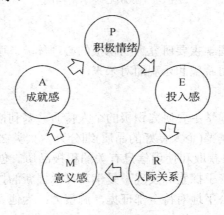

图6-2　幸福人生五要素

1. 积极情绪

情绪是人们对客观事物是否符合自身需要的一种态度体验。积极情绪可以激发心理活动和行为的动机，是我们获得幸福感的重要因素。例如，首先尝试自己发怒的表情，维持一分钟，然后感觉自己的身体状态；接着，再回忆一件非常开心的事情，让自己体验到开怀大笑的感觉，并保持一分钟。对比一下，两种情绪让自己的身体状态有什么不同。

研究认为，积极情绪可以扩展个体的瞬间思维活动序列，从而增加了个体对于后来有意义事件的接受性和体验积极情绪的可能性。弗雷德里克森等研究者发现，如果我们感受到的积极情绪是消极情绪的五倍，那我们的人生将变得更加积极主动，并且内心幸福。长期保持积极情绪可以改变我们的认知偏好，增加对积极事物的关注度，即使遇到了不顺心的事情，也可以提高我们应对困难的信心，增进个体的主观幸福感。因此，我们要善于发掘幸福的事情，感恩自己的坚持，多微笑，多赞美。

2. 投入感

投入感是一种积极心理的必要的条件。拥有积极态度的人面对任务时，更愿意忘我地投入进去，体验任务过程本身带来的兴奋和快乐。即使是做某些艰难的事情时，他们也会带着积极的心情。投入感有助于提升幸福感，同时使生活更加有意义。在社会高速发展、信息过载的新时代，问问自己，有多少时候可以摆脱各种干扰和诱惑，全心投入到一项事情中，持之以恒、精雕细琢、做到极致、享受整个过程而不计较结果呢？

3. 人际关系

人是群居的动物，每个人离不开和他人的交流。人际关系专家卡耐基曾经说过："一个人快乐与否，85%来自与他人相处。"乔治·维兰特在对幸福的研究中发现，在生命后半段，在情感上蓬勃发展的人，会在生活中与家人和朋友构建并保持积极的关系。拥有积极丰富的人际关系，可以帮助我们了解这个世界，增进对生活的感悟，进而丰富人生，提升幸福感。作为新世纪的大学生，我们可以尝试建立一个多元化的人际圈，与不同领域、不同兴趣爱好、不同国度的人建立友谊。拥有积极心理状态的人，不仅倾向于向他人获取支持和帮助，而且愿意支持他人，愿意与他人合作。

4. 意义感

离开意义谈快乐的心理学，容易沦为享乐主义之流。积极心理学倡导追求让自己快乐的事情，并且让自己觉得人生有意义。想一想，我们接受高等教育是为什么？人生的意义是什么？很多时候，我们的努力是为了满足他人的期许。不知道自己为什么而活着，总是对自己不满意，即使是所有期待的东西都得到了，仍然觉得内心空落落的，缺乏快乐的感觉，被一种强烈的无意义感吞噬。

找到一项自己觉得快乐且有意义的事情，可以是对父母的报恩、对朋友的帮助，或者是为社会带去希望的技能。怀着让世界变得更美好的目标去做事情，即使是简单的事情，能够尽自己所能做到最好，也会让自己的人生充满热情和动力。有意义的人生会降低生活的无聊感，显著提升幸福感。

5. 成就感

美国心理学家德西·爱德华和莱恩·理查德等人提出的自我决定理论(SDT)指出，想要实现成功，必须让人们感觉自己能够游刃有余、熟练地掌控身边的环境。长时间痛苦地挣扎在完成任务的状态中，总是感到力不从心，自信心严重受损，即使最终勉强完成了任务，人们感受到的更多是疲惫，幸福感低。想一想，你们有类似的体验吗？假如一门课程难度过高，怎么努力也很难考试及格，你的幸福感会受到影响吗？

当然，过于简单、毫不费力就能实现的目标也不一定能提升人们的幸福感。尝试给自己制定一些难度合适的目标，超出了已有的舒适区，但是没有完全超出自己的掌控，经过了一番努力可以完成任务，能够给我们带来成就感和幸福感。

第三节　当代大学生如何提高幸福感

随着现代社会的发展，大学生对生活质量有了更高的追求，衣食无忧、学习成绩优秀、生命健康没有威胁，已不足以让大学生们感到快乐。大学生人群中罹患焦虑症、抑郁症等心理疾病的人数在不断增加。根据塞利格曼教授的观点，即便是生活在伊甸园里，没有任何疾病和痛苦，人们也不一定会快乐，提高幸福感是需要不断学习的技能。因此，在本节中，我们来一起学习如何提升幸福感的小技巧。

一、接纳自己

负面情绪，例如愤怒、悲伤、恐惧、焦虑，会让我们难受，但这些情绪是人性的一部分，不应受到排斥和拒绝。越是因为负面情绪而自责的个体越是没有掌控感，因而给身心造成了更大的伤害。积极心理学家告诉我们，学会接纳自己，允许自己偶尔伤心和难过，允许自己犯错，与生命中所有的缺憾和解，才能获得真正的幸福。既然负面情绪是人之常情，那就顺其自然。然后再问自己，如何让自己感觉好一点。

二、积极的自我暗示

当我们在生活中遇到情绪问题时，可以尝试通过语言、动作、想象等方式对自己进行积极暗示，达到调适和放松自己，缓解不良情绪的目的。例如，当每天被关于新型冠状病毒肺炎疫情的消息所包围而感到苦恼时，可以在心里默默地告诉自己"我一定能战胜病毒"，或者在纸上写出相关的语句，来给自己鼓励，缓解焦虑。大家也可以尝试按照法国医师库埃提出的名言"我每天在各方面都变得越来越好"进行自我暗示。坚持一段时间，你会惊奇地发现，自己真的会变得更加乐观、自信。

三、遵从内心的热情

遵从自己的内心，做自己觉得有意义且快乐的事情，不要只是为了轻松而选择，或为了迎合他人的期望而做事。例如选择自己喜欢的专业，选修对自己有意义的课。自己才是自己的主人，一旦找到自己觉得有意义也快乐的事情，就全心投入，体验专注投入的快乐。

四、使用合理归因

一个人的归因方式会影响其行为和成就。乐观、快乐的人一般倾向于使用外部因素、非稳定性和可控性来解释自己失败的经历。例如，考试不及格了，积极乐观的同学会将失败的结果归因于考试题超纲(外部因素)、课程任务扎堆、复习时间不够(不稳定因素)，以及认为考试成绩是由努力决定的，只要自己下次更加努力，多花一些时间，就可以取得好成绩(可控性的因素)。

五、保持感恩之心

在生活中，时刻保持一颗感恩的心，感谢生活给予的一切。不要把亲情、友情、爱情、健康等当成理所当然。在人生失意之时，尝试想一想已拥有的，想一想他人的付出，可以让自己获得温暖和慰藉，激发我们挑战困难的勇气。在平时的生活中，记录他人的恩惠，多一些赞美，少一些怨愤，始终保持感恩之心。

总的来说，积极心理学侧重发掘个体或群体的积极体验和积极特征，以及如何创造外部环境来维持这种持续的、积极的情感。积极心理学自 1998 年在美国诞生至今，短短不到 20 年间已经显现出强大的发展势头，其相关成果被翻译成各国文字，传播到各个国家。我们学习了积极心理学，并不是意味着各种情绪问题会自动消失。积极心理学只是教会了我们接纳自己的不足，遇到消极的事情，学会发掘内在资源，用积极的视角看待问题，用积极的暗示鼓励自己解决问题，实现更富足的人生。同时，积极心理学追求快乐，并不意味着我们只要好的感觉，逃离悲伤、焦虑、抑郁等负面情绪，或者追求享乐主义，无视人类的疾苦。积极心理学并不否认负面情绪及其价值所在，积极心理学倡导用积极的视角来解决问题，消除痛苦，实现人生价值。

◆ 知识延伸

小练习：发掘自己的突出优势

积极心理学告诉我们，幸福是一种生活技巧。在平时的生活和学习中，我们要善于发现幸福，运用积极心态来看待人和事，多花时间去想美好的事情，改变对行为结果的解释风格，让自己的大脑学会用正面偏好来思考。下面我们一起来做两个简单的小练习，让自己提升幸福感，保持积极健康的心态。

研究证明，发掘自己的优势，可以显著提高自己的自信心和幸福感。在《真实的幸福》一书中，塞利格曼教授把人们的优势分成 24 种，并设计了问卷调查，帮助人们发掘自己的突出优势。塞利格曼教授倡导我们在生活和学习中，要尝试发掘自己的突出优势，发挥自己的优势，让自己生活得更加快乐自如。在《持续的幸福》第二章，塞利格曼教授提出了一项很受欢迎的积极心理学练习——发掘自己的突出优势。突出的优势一般具有以下特点：

(1) 真实地拥有这项优势；

(2) 使用时感到兴奋，特别是第一次使用的时候；

(3) 能够在不吃力的情况下，轻松拥有这项优势；

(4) 渴望在不同的情境中都能使用这项优势；

(5) 使用优势时感觉自己完成任务势如破竹、锐不可当；

(6) 使用优势时满怀激情，进入到忘我的境界；

(7) 会制订并施行围绕该优势的个人计划；

(8) 使用时会感觉到欢乐、热情、激情甚至狂喜。

请你想一想自己的突出优势是什么，当找到自己的突出优势之后，尝试在生活和学习中寻找更多的机会来使用自己的突出优势，强化自己的才能，并围绕自己的优势扩充知识，进行刻意练习，直到使自己运用自如、自信满满，向外界展示自己的突出优势，获得他人的认可。

◆ 知识延伸

人生意义问卷(MLQ)

指导语：首先，请你花一点时间思考一下，"对你来说，什么使你感觉到生活是很重要的"。然后，根据下列描述与你的情况相符合的程度，尽可能准确和真实地在1～7中做出选择。下列问题的主观性很强，每个人的回答都会有所不同，并无对错之分。1 对应的是"完全不同意"，2 对应的是"基本不同意"，依此类推。

1	2	3	4	5	6	7
完全不同意	基本不同意	有点不同意	不确定	有点同意	基本同意	完全同意

1. 我很了解自己的人生意义。

2. 我正在寻找某种使我的生活有意义的东西。

3. 我总是在寻找自己人生的目标。

4. 我的生活有很明确的目标感。

5. 我很清楚是什么使我的人生变得有意义。

6. 我已经发现了一个令人满意的人生目标。

7. 我一直在寻找某种能使我的生活感觉起来很重要的东西。

8. 我正在寻找自己人生的目标和"使命"。

9. 我的生活没有很明确的目标。

10. 我正在寻找自己人生的意义。

内容及计分方法：人生意义问卷(Meaning in Life Questionnaire，MLQ)是美国学者 Steger 等人于 2006 年编制的，用于测量人生意义的两个因子：人生意义体验和人生意义追寻。前者是指个体目前所体验和知觉自己人生有意义的程度，后者指个体积极寻求人生意义或人生目标的程度，各含 5 个条目。1、4、5、6、9 题测量人生意义体验，5 道题目的得分相加得总分；2、3、7、8、10 题测量人生意义追寻，5 道题目的得分相加得总分。得分越高说明个体在该特质上的水平越高。

第七章　心理障碍与常见心理疾病

第一节　抑　郁　症

　　抑郁症被称为"心理疾病中的感冒"，这并不是说这种疾病不严重，而是指它很常见，甚至无处不在，抑郁症往往是人们寻求心理健康帮助的首要原因。很显然，每个人都有情绪消沉的时候，这是我们面对特定的损失的正常反应。人际关系破裂、考试失败、亲人离世都会使我们感到不愉快，事实上这些情绪有助于我们的心理和身体的节奏放慢，好好消化经历的痛苦和失去。但一般来说，悲伤是暂时的，当难过和悲伤的程度超过了一般社会文化所接受的范围，或达到某种程度，引起了严重的功能失调，抑郁症就会爆发。

常见心理问题
——抑郁症

一、概念

　　抑郁症既是心理疾病，又是生理疾病，亦被称为抑郁障碍，是心境障碍的主要类型。它以显著持久的无精打采、绝望和心情低落为主要的临床特征。出现 5 种以上抑郁症的典型症状且持续时间超过两周以上才能被确诊为抑郁症。抑郁症发作时间不稳定，短至两三周，长至数年，且大部分患者会反复发作。

二、临床表现

　　抑郁症在人的心理、身体和心理有不同的临床表现。

　　1. 心理症状

　　(1) 情绪持续低落，觉得空虚，感受不到自己的价值。抑郁并不是伤心和难过的代名词，与抑郁更相近的表述是无生命力，觉得空虚，感受不到自己和外在事物的价值，抑郁症患者的抑郁心境往往会持续两周以上，很难在短期内实现心境转变。

　　(2) 对周围一切事物失去兴趣。抑郁症患者对美食、社交、家人、工作和学习等一切事物都提不起兴趣，而并非对某一项事物不感兴趣，这种缺乏兴趣的心境会让抑郁患者不想做任何事情，觉得做任何事情都无意义。

　　(3) 自杀观念。抑郁症患者轻生的念头会反复出现。尤其在上述症状出现时，患者看不到人生的意义，对任何事物都不感兴趣，人本身也没有任何生命力，就会出现轻生的念头，而且这种念头会反复出现。

(4) 消极的自我评价。抑郁症患者一方面会不断地贬低自己，将所有的失败或者挫折归因于自己，认为自己是一个彻底的失败者，这种认知往往是不切实际的，过度地贬低了自己。另一方面，抑郁症患者会认识到自己非常消极，会努力地想要变得更为积极，这种心理反而会使患者更加谴责自己消极的态度和行为。这种自我效能感低、消极思维严重的症状不仅仅起因于心理社会因素，还与患者身体中的化学因素有关，因而患者很难通过意志力和观念转变来控制这种症状。

2. 身体症状

(1) 体重和胃口急剧增长或下降。抑郁症患者的情绪会严重影响食欲，患者体重在一个月内会有 5%左右的变化，这种变化并不是刻意地节食或者暴饮暴食导致的，并且患者本身在很长一段时间内都意识不到自己的体重变化。

(2) 睡眠出现问题，出现失眠或嗜睡。抑郁症患者通常会出现睡眠问题，睡眠不规律，要么晚上睡不着，要么早上醒得过早，要么夜里反复醒来。

(3) 注意力难以集中，思维变得迟缓。患者很难专注于某件事，思维很难出现持续性活跃，经常会出现思维断片，记忆力也会下降。

(4) 行为发生改变。抑郁症患者的行为会出现明显的变化，如行为变得笨拙、缓慢，这些变化都是别人可观察的，患者的行为在生病前和生病后会出现巨大的反差。

(5) 常常处于疲惫和没精神的状态。患者的疲惫状态并不仅仅是抑郁的心理导致的，还与体内的化学物质发生改变有关，这些改变加重了疲劳的现象，即使每天有充足的睡眠，患者也会感到很疲乏。

3. 生理症状

抑郁症患者会出现血清素、去甲肾上腺素和多巴胺为主的某些神经传导物质的异常传递与消耗。例如，让我们感到快乐的"多巴胺"，当人们遇到令人喜悦的事情时，大脑就会分泌多巴胺这种神经递质，但是抑郁症患者的大脑无法维持多巴胺的水平，或者其水平很难被控制，由于这种生理功能的损坏，患者很难感受到"快乐"。抑郁症患者的荷尔蒙易紊乱，例如皮质醇偏高以及甲状腺激素异常等。

三、病因

神经系统科学家始终未能完美诠释抑郁症的病因，基因、环境等因素与抑郁症的病发有关，目前还没有有效的方法来判断这些因素具体的发生机制。

1. 遗传因素

抑郁症与遗传关系非常密切。抑郁症患者亲属患病率比普通家庭患病率高很多，且血缘关系越近，患病率越高，如同卵双生子的发病率明显高于异卵双生子。现代科学已经发现人体内的众多基因与抑郁症呈显著相关。

2. 生理因素

大量的研究表明，大脑的神经递质代谢异常、相应神经受体功能的改变和第二信使平衡失调等都与抑郁症的病发有关。因此，抑郁症又是身体疾病。

3. 心理社会因素

抑郁症的病发与心理社会因素关系非常密切，重大灾难性的事件，如亲人离世、重大经济损失、意外、严重人身伤害等都很有可能造成抑郁症，长期的不良生活处境，如人际关系紧张、家庭破裂、工作学习压力大、长期的慢性身体疾病等都有可能诱发抑郁症。另外，随着人年龄的增长，人的心理承受能力会下降，也会让抑郁症有机可乘。

第二节　焦　虑　症

一、概念

焦虑症(Anxiety Disorder)又称为焦虑性神经症，以焦虑情绪体验为主要特征，可分为广泛性焦虑症(Generalized Anxiety Disorder，GAD)和惊恐发作(Panic Attack)两种形式。全球至少有五分之一的人在生命中的某个时期会经历一定程度的临床上的焦虑症。每个人或多或少存在焦虑，但是感受到焦虑感并不一定是患有焦虑症。焦虑症的焦虑不是由明确对象或固定的内容引起的，焦虑程度与现实状况很不相称，且这种焦虑不是由于其他躯体疾病或精神疾病引起的。

常见心理问题
——焦虑症

二、临床表现

焦虑症的临床表现：

(1) 内心体验：焦虑、不安、恐惧等负面情绪。

(2) 外在表现：运动性不安。

(3) 躯体症状：自主神经功能失调。

焦虑症的特征不仅仅包括主观上强烈的痛苦和持续的焦虑，还包括为了减轻这种焦虑而产生的行为功能失调。比如害怕和别人接触，强迫自己不走出房间，这种行为不仅仅伴随着焦虑和恐惧，还造成了自身的社交功能损害。在现代心理学中，由于焦虑症本身的复杂性，它已经被划分为一种独立的心理障碍——强迫症。

三、临床常见类型

1. 广泛性焦虑症

广泛性焦虑症亦称浮游性焦虑，患者会感受到持续的紧张和忧虑、注意力无法集中、失眠、梦魇和情绪失控等，并产生心脏、呼吸系统、消化系统和神经肌肉系统症状，且这类症状的持续时间通常会超过 6 个月。这类患者每时每刻都处在过分担忧的状态，经常会情绪失控，并且患者通常无法识别导致这种焦虑的具体原因，在现实生活中也不知道该回避什么。

2. 惊恐发作(恐慌症/急性焦虑症)

这种症状常见于青少年和青年人,典型症状为突如其来的惊恐体验,即在没有任何预警的情况下,突然爆发一阵急剧的恐惧感。惊恐发作通常很短暂,一般持续 5～20 分钟,症状非常明显。有时候焦虑症状严重发作时,患者会感到胸闷、心跳加快、呼吸困难、大汗淋漓等,并体验到一种全方位的窒息感和濒死感。

四、病因

(1) 先天性的遗传。研究者已经检测出了 17 种不同的基因可能与不同类型的焦虑症的表达有关。

(2) 自然的选择。如远离蛇是我们的祖先在恶劣环境下的生存法则,而将这种对蛇的恐惧的基因繁衍和传递给了后代。

(3) 经常处在高压的生活、工作或学习等环境中。

(4) 有严重的心理创伤经历。

(5) 之前有过惊恐障碍的经历,害怕再次发作而产生心理恐惧。

(6) 习得性焦虑。习得性焦虑指因轻微恐惧而做出回避行为,通过强化作用,使得恐惧心理和回避行为越发严重。

◇ 知识延伸

焦虑症与抑郁症的差别

从大概的印象上看,焦虑症与抑郁症都是心情不好,那我们到底该怎样来区分什么是焦虑,什么是抑郁,或者说这二者之间有什么差别呢?答案集中在以下两点。

首先,看症状。抑郁症症状的特点是晨重夜轻。换句话说就是抑郁的症状在早晨比较严重,在夜晚会有所缓解。比如得了抑郁症的人,早晨起来一睁眼的第一个想法就是:"唉,活着太没意思了,我怎么又活了,我怎么又醒来了,这一天真的很没意思。"但是经历了白天的一系列生活:吃到了很好吃的食物,参加了一些活动,感受到了周围人对他的关怀,到了晚上症状就会减轻,觉得生活还是可以继续的,生活还是很美好的,有信心继续生活下去。这就是晨重夜轻。

其次,从时间维度上看,抑郁大多指向的是过去。常常是因为过去发生了一些事情无法挽回,人们心中留有遗憾,所以一直纠结沉迷于过去,导致抑郁情绪的产生。

焦虑症症状的特点是晨轻夜重。一般来说,得了焦虑症的人早晨睡起来,睡了一个很好的觉,做了一个非常美妙的梦,觉得早晨起来之后,这个世界还是很美好的。然后,他去食堂吃早饭,碰到同学说明天高数要考试,又得知宿舍里面有的人已经复习两遍了,有的人已经看书看了三遍,大家都信心满满的。只有他才突然知道要考试,什么都没有准备,这个时候焦虑的症状就开始慢慢显现了,到了晚上又担忧明天的考试,在床上辗转反侧,惴惴不安,"我到底该怎么办?我到底能考几分?"的念头在心中挥之不去。这就是焦虑症状的晨轻夜重。其次,从时间上看,焦虑是指向未来的,是对于尚未发生的事情的结果的一种担心。

第三节 恐 惧 症

一、概念

恐惧症是对特定的物体、活动或情境具有持续且不合理的恐惧，恐惧发作时往往伴有焦虑和自主神经症状，这种异常心理会导致回避心理和行为的产生。恐惧症的恐惧具有境遇性，只有接触到恐惧对象才会感到强烈和不必要的恐惧和焦虑，患者知道这种恐惧情绪是不合理、不必要的，但自己无法控制恐惧情绪，只能采取回避行为，以致影响生活。恐惧症多发于青少年、老年人和妇女群体中。

常见心理问题
——恐惧症

二、临床表现

恐惧症的临床表现：

(1) 强烈、不合理、持续的恐惧体验。

首先，引发恐惧症的对象多是一些正常的生活物品与情景，即一般人都不怕，但当事人非理性地害怕；其次是恐惧的强度，恐惧症引发的恐惧程度比正常的恐惧情绪更强，通常情况下会发生晕厥甚至有强烈的濒死感。

(2) 伴有焦虑和躯体不适症状。

(3) 具有回避行为。

三、临床类型

1. 场所恐惧(Agora Phobia)

患者对某一种特定的场所感到恐惧，如广场恐惧、密闭空间恐惧。患有密闭空间恐惧症的患者，甚至不敢坐电梯、公交车等。场所恐惧症的关键临床特征之一是害怕自己处在这种情境时没有立刻逃生的出口。场所恐惧症发病的女性居多，且常常伴发抑郁症、强迫症或人格解体等神经症。

2. 社交恐惧 (Social Phobia)

害怕一切社交场合和人际接触，一旦进入社交场合，便产生不可控制的焦虑和恐惧情绪，脸红、发抖、尴尬和行为笨拙，害怕与人目光对视，甚至不敢看任何人。女性相对于男性更易患社交恐惧症。

3. 单一恐惧(Simple Phobia)

对某一个特定物品或某一特定的场景感到恐惧。这种症状多发生于儿童群体之中，如害怕老虎，即使知道动物园里有笼子限制老虎的行动，很难伤到人，也不敢去动物园看老虎。

四、病因

1. 遗传因素

目前尚未有明确证据表明恐惧症一定和遗传有关，也有部分学者发现同卵双生子比异卵双生子出现恐惧症的现象更多，遗传只是患上恐惧症的一个可能性因素。遗传作用对男性和女性的影响差不多。但在女性中，广场恐惧症比动物恐惧症的遗传影响更大，男性则相反。

2. 人格特征

恐惧症患者一般为内向型人格，具有害羞、胆小、高依赖性等人格特征。

3. 社会心理因素

社会心理因素是导致恐惧症的最主要原因。著名心理学家华生对小阿尔伯特做了一个著名的恐吓实验，华生通过人为地施加不愉快刺激让小阿尔伯特对小白鼠感到恐惧，以至小阿尔伯特将这种情绪泛化到一切有毛的物品上。这是社会心理因素造成恐惧症的一个典型案例。

第四节　强　迫　症

每个人或多或少都有强迫体验，如出门会担心自己有没有锁好门窗等。其实这只是一种正常现象，并非患有强迫症。强迫症是一种非正常的精神状态，患者会把正常的行为用强迫的方式去执行，患者用这种强迫性的、不合理的行为来缓解紧张、焦虑等无法忍受的情绪。如每隔两分钟必须洗手，不洗手就会产生会生病死亡或者一定会把疾病传染给家人的观念，这种观念和行为导致了患者无法正常生活、工作和学习。强迫症不仅仅有强迫性的行为，在这种行为背后通常会受到本身具有强迫性质的恐惧所驱使。

常见心理问题
——强迫症

一、概念和临床表现

强迫症是一种神经症，从属于焦虑障碍。其特点是具有强迫观念(Obsessions)或强迫行为(Compulsions)，通常是两者兼有。

1. 强迫观念

强迫观念是指反复持久的强迫性的情绪、思维、怀疑、冲动或者表象，会产生不良的情绪体验。如每时每刻都在思考人的眼睛为什么长在眉毛下面，患者知道这不属于自己的职业范畴，也了解不会有相应的文献资料可供查阅，但这种强迫性的思维给患者带来强烈的焦虑和紧张等情绪，驱使患者不断地思考这件事，去查阅各类资料，影响患者正常的生活、学习和工作。

2. 强迫行为

强迫行为是指不断重复的行为，重复的目的在于减少痛苦和阻止自己害怕的事情或情境再现。如患者会怀疑门窗是否关紧，即使知道刚刚已经检查过，还是会多次重复地去检查门窗，一旦停止去检查门窗就会感到强烈的焦虑和紧张，难以去做其他事情。在现实生活中，有些人也会经常重复某些行为和动作，但是并不能认为患有强迫症，如孤独症患者也会出现重复性行为。

二、病因

1. 遗传因素

父母是强迫症患者，其子女患强迫症的概率为 5%～7%，对双生子的研究也发现强迫症与遗传有关。强迫症在两性中的发病率并没有太大的差异，但是在儿童中男孩的发病率高于女孩，而且发病早，往往其家族中还有其他成员患有该病。

2. 性格特征

通过对强迫症患者的性格分析，可以发现很多患者存在过分追求完美、犹豫不决、谨小慎微、固执、安全感缺失等性格特点。

3. 精神因素

研究表明强迫症患者的神经—内分泌系统功能紊乱，造成神经递质失衡，从而出现各种强迫症状。强迫症患者体内往往会有 5-羟色胺、多巴胺、西格玛(Sigma)受体以及中枢谷氨酸能神经元功能障碍。

对于强迫症的病因，医学界和心理学界都未能给出确切的答案。无论以上哪种因素都不能一定导致强迫症发生，只是这三者与强迫症的发病率存在较高的相关，在强迫症发病时产生重要的作用。强迫症是一种慢性和严重的心理疾病，不经治疗很难自行康复。如果强迫症在童年早期就已出现，强迫症状会表现得更为严重，会造成更大的功能损害。强迫症患者往往还患有其他精神疾病，如社交恐惧症、抑郁症和惊恐障碍等。

◆ 知识延伸

强迫案例展示

小明觉得自己的手很脏，所以总是不停地洗手，有时候一次洗手时间甚至长达三四个小时。他知道自己无论怎样洗手也不可能清除全部的细菌，但是每次想到手上沾满细菌他就感到焦虑和痛苦，并试图通过不断洗手来缓解这种不良的情绪体验。由于过度清洁，他的手出现了红肿和皮肤溃烂，但他不认为自己存在心理疾病，拒绝去心理诊所，而去了皮肤科就诊，当医生询问其病因，他也拒绝回答。

案例剖析

首先小明承受这种心理痛苦已经持续一段时间，并且产生了强迫观念，即手沾满了细菌需要被清洁。在这种强迫观念的指导下，为减轻焦虑和痛苦，小明过度洗手的强迫行为产生了，这种强迫行为对小明的生理造成了一定的伤害，影响了小明的正常生活。因而，可以确诊小明患有强迫症。强迫症患者往往不承认自己患有强迫症，也不愿意和他人吐露自己的强迫行为。

第五节　神经衰弱

一、概念

神经衰弱(Neurasthenia)是以脑和躯体功能衰弱症状为主的神经症，是指由于长期处在压力的情况下，精神容易兴奋又容易产生疲劳，常伴有紧张、易怒等情绪症状，以及出现肌肉紧张性疼痛和睡眠障碍等生理功能紊乱症状。这些病症不是器质性病变或其他精神症导致的。神经衰弱症起病缓慢，症状发作严重程度不稳定，病因与长期的精神紧张、疲劳等社会心理因素有关。神经衰弱诞生于美国，现代欧美国家已经不再对此诊断。

二、临床表现

1. 精神易兴奋又易疲劳

患者对周围的生活和事件非常敏感，无关刺激都会使患者进入强烈且持久的精神兴奋状态，使患者注意力难以集中，不由自主地展开想象，这种兴奋状态使大脑长期处于活跃状态，得不到及时且必要的休息，进而会感到疲乏，即使稍作休息，脑力也难以及时恢复。患者会感觉到精力不足、易乏易困、注意力难以集中、思维缓慢、记忆力下降、工作效率下降等。

2. 情绪症状

患者会感到轻度和中度的郁闷、焦虑和抑郁。由于患者比较敏感，致使其易焦虑、易烦恼、易紧张，稍受刺激就会感到恼火，非常不愉快。神经衰弱患者往往对任何事情都感到不顺，感觉任何人都在针对自己，而不是对某个人或某件事情感到不快。

3. 生理症状

1) 睡眠障碍

患者会感觉难以入睡、睡眠浅、易失眠多梦、睡后不解乏。睡眠障碍会对患者的生理和心理造成一定的伤害，加之患者对自己的睡眠过度担忧和苦恼，更会加重患者的心理负担和睡眠障碍。

2) 身体症状

患者会具有经常性头痛、头昏眼花、四肢无力、胸闷、耳鸣、心慌、尿频、易流虚汗、月经不调等生理症状。

三、病因

1. 生物学因素

大脑内抑制过程的弱化导致大脑的兴奋过程和抑制过程产生不协调和不稳定，从而使个体出现易兴奋和易疲劳的状态。

2. 性格特征因素

神经衰弱症患者大多具有自卑、敏感、悲观、谨慎、易焦虑、生性多疑、缺乏自信或过于主观、急躁、易怒、进攻好斗、易激动、好胜心强的性格特征。这些性格特征容易导致对生活或事件过于敏感、反应过度，使大脑长期处于持续性紧张状态，使大脑的弛张调节能力变弱。

3. 社会心理因素

神经系统的过度紧张是造成神经衰弱的主要原因。对现实生活的不满意、工作压力大、家庭负担重、长期过度疲劳、人际关系紧张、社会竞争激烈、个人的不幸等诸多社会心理因素都会造成神经衰弱。虽然大脑皮质层具有高耐受性的特点，但如果上述因素强度过大、持续时间又长，就会超越大脑皮质的耐受极限，导致神经衰弱症病发。

第六节　精神分裂症

一、概念

精神分裂症是一组病因未明的重性精神病，通常发生在 20～24 岁的男性以及 25～30 岁的女性身上。可能缓慢发病，也可能由于压力或者创伤性事件触发而迅速发病。临床上往往表现为症状各异的综合征，涉及感知觉、思维、情感和行为等多方面的障碍以及精神活动的不协调。患者一般意识清楚，智能基本正常，但部分患者在发病过程中会出现认知功能的损害。病程一般迁延，有反复发作的特点，多次发病后的病情加重或恶化，部分患者最终出现精神衰退和精神残疾，部分患者经过治疗后可保持痊愈或基本痊愈状态。

二、症状及心理表现

1. 阳性症状

疾病给患者增加了新的异常状态，其症状的表现如下：

(1) 妄想，最常见的是迫害妄想和影响妄想。迫害妄想即患者坚持有人企图杀害或伤害自己，或者认为自己是某一个特工或某个特殊人物。影响妄想就是患者认为有人在自己的大脑中植入或窃取思想。

(2) 幻觉，最常见的幻觉是幻听、幻视、幻嗅、幻味和躯体幻觉。如认为自己看到了已故亲人或朋友的鬼魂，看见了上帝，将身边单纯的噪声幻听成别人在议论或辱骂自己，通常这种幻听都是负面的。

(3) 言语异常，表现为联想松散、思维中断、音联。联想松散指前后想法完全没有逻辑，思维中断表现为交谈时出现不寻常的长时间停顿，音连表现为患者说一些读音相似实际却无意义的话(如"火辣辣，不喜欢花，哗啦啦")。

(4) 行为异常，出现紧张症(患者处于清醒状态却对外界刺激毫无反应)。如别人在患者清醒时将其身体摆好姿势，患者会长时间保持这个姿势一动也不动。

2. 阴性症状

患者缺失正常人的某种行为、情感和思维过程，其症状表现如下：

(1) 情感迟钝，面部表情消失或保持不变，语调平缓单调。

(2) 快感缺乏，患者感受快乐和幸福的能力低。

(3) 意志减退(情感淡薄)，不能执行自己所制订的计划。

(4) 言语贫乏，话语的"质"和"量"减少。

(5) 精神运动迟钝，身体或心理活动缓慢。

3. 认知功能损害

认知功能损害具体表现为思维和言语混乱，包括视觉及言语学习和记忆功能障碍、注意力不集中、信息加工速度下降(理解信息的速度)、抽象推理能力及执行力(解决问题及做决定的能力)受损。

注意：单独具备阳性症状、阴性症状或认知功能损害不能确诊为精神分裂症，必须同时具备这三种症状才能确诊。

三、生理症状

大脑中某些部位多巴胺受体过多或者缺失是精神分裂症的病因。多巴胺负责神经传递和情绪调节，和大脑中的快乐和奖励中枢有关。过度反应的多巴胺系统会在一定程度上放大大脑中的活动，从而制造出幻觉和其他的阳性症状，因为大脑丧失了分辨内部刺激和外部刺激的能力。因此，多巴胺受体阻断药物通常被用于精神病的阳性症状的治疗。现代神经影像学研究表明，一些精神分裂症患者大脑的一些不同部位都具有不正常的脑活动。一项研究指出，当病人正在产生幻觉的时候，他们的丘脑通常会有高频率的活动，丘脑涉及过滤外界传入的感觉信号。另一项研究指出，偏执症患者大脑内加工恐惧情绪的杏仁核会表现出过度的兴奋活动。因此，精神分裂症与大脑中许多异常区域以及它们的内在联系有关。

四、精神分裂症的亚型

根据患者的阳性症状、阴性症状和认知功能损害三种症状程度的不同，可以将精神分裂患者分为偏执型、紧张型、紊乱型、未定型和残留型五种类型。

(1) 偏执型：有迫害和恐惧性质的幻觉，认知功能损害和阴性症状不明显。

(2) 紧张型：存在极端行为。一种是活动减少，如发生蜡样屈曲，可能伴随产生缄默症(对别人的要求或建议毫无反应)。另一种是过度的行为活动，单独或同时重复别人的话，实际毫无目的。

(3) 紊乱型：言语紊乱或令人无法理解，单独或同时存在重复、无目的、傻里傻气的行为。

(4) 未定型：有精神分裂症的症状却不完全符合上述的任何一种亚型。

(5) 残留型：只存在阴性症状或伴有轻微的阳性症状。

五、病因

1. 神经递质

作为神经递质的多巴胺在大脑边缘地区过量会导致精神分裂症的阳性症状的产生。阴性症状可能与特定神经突触中 5-羟色胺的分泌受限或者大脑皮层过少的多巴胺有关，与大脑中的第三类神经递质——y-氨基丁酸和谷氨酸的缺失与紊乱症状有关。

2. 遗传和基因

父母患病孩子未必会患病。父母一方患病，孩子患病的风险是 15%；父母双方患病，孩子患病的可能性高达 50%，同卵双生的同病率高达 60%~84%。但是具体由何种基因导致的精神分裂症，目前的科学研究还没有给出确切的定论，但大多数科学家认为该病可能是多基因遗传。

3. 脑部结构异常

脑室扩大及皮层缩小时，大脑的基础细胞水平存在明显差异。精神分裂症特有的脑部结构异常包括个体脑细胞水平上的轻微结构混乱及多个脑区域间神经元连接的改变，而这些脑结构的异常并非是脑退化的结果，而是在出生前脑发育早期就产生了。出生前不健康的环境和孕妇感染流感病毒可能导致婴儿脑部结构异常。

4. 家庭影响

表达性情感(EE)是指精神障碍患者在家庭中所受的情绪卷入和批评态度。如果患者家庭有很高的 EE 值，患者更容易复发，更易再次住院。另外，母亲患有精神分裂症的孩子，如果被障碍性家庭收养的话，更容易产生精神障碍。

◆　**知识延伸**

90 项症状自评量表

量表说明：

《症状自评量表 SCL-90》是世界上最著名的心理健康测试量表之一，是当前使用最为广泛的精神障碍和心理疾病门诊检查量表。该量表适用对象为 16 岁以上的人群。选项中"没有"表示无该项问题(症状)；"轻微"表示有该问题，但发生得并不频繁、不严重；"中等"表示有该项症状，其严重程度为轻到中度；"偏重"表示常有该项症状，其程度为中到严重；"严重"表示该症状的频度和强度都十分严重。

症状自评量表 SCL-90

指导语：以下表格中列出了有些人可能有的症状或问题，请仔细阅读每一条，然后根据最近一星期以内下述情况影响您的实际感觉，在 5 个数中选择最符合您的实际情况的数字，并划"〇"。

	没有	轻微	中等	偏重	严重
1. 头痛	1	2	3	4	5
2. 神经过敏，心中不踏实	1	2	3	4	5

3. 头脑中有不必要的想法或字句盘旋	1	2	3	4	5
4. 头晕或晕倒	1	2	3	4	5
5. 对异性的兴趣减退	1	2	3	4	5
6. 对旁人责备求全	1	2	3	4	5
7. 感到别人能控制自己的思想	1	2	3	4	5
8. 责怪别人制造麻烦	1	2	3	4	5
9. 忘性大	1	2	3	4	5
10. 担心自己的衣饰整齐及仪态的端正	1	2	3	4	5
11. 容易烦恼和激动	1	2	3	4	5
12. 胸痛	1	2	3	4	5
13. 害怕空旷的场所或街道	1	2	3	4	5
14. 感到自己的精力下降，活动减慢	1	2	3	4	5
15. 想结束自己的生命	1	2	3	4	5
16. 听到旁人听不到的声音	1	2	3	4	5
17. 发抖	1	2	3	4	5
18. 感到大多数人都不可信任	1	2	3	4	5
19. 胃口不好	1	2	3	4	5
20. 容易哭泣	1	2	3	4	5
21. 同异性相处时感到害羞不自在	1	2	3	4	5
22. 感到受骗、中了圈套或有人想抓住自己	1	2	3	4	5
23. 无缘无故地突然感到害怕	1	2	3	4	5
24. 自己不能控制地大发脾气	1	2	3	4	5
25. 怕单独出门	1	2	3	4	5
26. 经常责怪自己	1	2	3	4	5
27. 腰痛	1	2	3	4	5
28. 感到难以完成任务	1	2	3	4	5
29. 感到孤独	1	2	3	4	5
30. 感到苦闷	1	2	3	4	5
31. 过分担忧	1	2	3	4	5
32. 对事物不感兴趣	1	2	3	4	5
33. 感到害怕	1	2	3	4	5
34. 感情容易受到伤害	1	2	3	4	5
35. 旁人能知道自己的私下想法	1	2	3	4	5
36. 感到别人不理解自己，不同情自己	1	2	3	4	5
37. 感到人们对自己不友好，不喜欢自己	1	2	3	4	5
38. 做事必须做得很慢以保证做得正确	1	2	3	4	5
39. 心跳得很厉害	1	2	3	4	5
40. 恶心或胃部不舒服	1	2	3	4	5
41. 感到比不上他人	1	2	3	4	5

42. 肌肉酸痛	1	2	3	4	5
43. 感到有人在监视自己、谈论自己	1	2	3	4	5
44. 难以入睡	1	2	3	4	5
45. 做事必须反复检查	1	2	3	4	5
46. 难以做出决定	1	2	3	4	5
47. 怕乘电车、公共汽车、地铁或火车	1	2	3	4	5
48. 呼吸有困难	1	2	3	4	5
49. 一阵阵发冷或发热	1	2	3	4	5
50. 因为感到害怕而避开某些东西、场合或活动	1	2	3	4	5
51. 脑子变空了	1	2	3	4	5
52. 身体发麻或刺痛	1	2	3	4	5
53. 喉咙有梗塞感	1	2	3	4	5
54. 感到前途没有希望	1	2	3	4	5
55. 不能集中注意力	1	2	3	4	5
56. 感到身体的某一部分软弱无力	1	2	3	4	5
57. 感到紧张或容易紧张	1	2	3	4	5
58. 感到手或脚发重	1	2	3	4	5
59. 想到死亡的事	1	2	3	4	5
60. 吃得太多	1	2	3	4	5
61. 当别人看着自己或谈论自己时感到不自在	1	2	3	4	5
62. 有一些不属于自己的想法	1	2	3	4	5
63. 有想打人或伤害他人的冲动	1	2	3	4	5
64. 醒得太早	1	2	3	4	5
65. 必须反复洗手、点数	1	2	3	4	5
66. 睡得不稳、不深	1	2	3	4	5
67. 有想摔坏或破坏东西的想法	1	2	3	4	5
68. 有一些别人没有的想法	1	2	3	4	5
69. 感到对别人神经过敏	1	2	3	4	5
70. 在商店或电影院等人多的地方感到不自在	1	2	3	4	5
71. 感到任何事情都很困难	1	2	3	4	5
72. 一阵阵恐惧或惊恐	1	2	3	4	5
73. 感到公共场合吃东西很不舒服	1	2	3	4	5
74. 经常与人争论	1	2	3	4	5
75. 单独一人时神经很紧张	1	2	3	4	5
76. 别人对自己的成绩没有做出恰当的评价	1	2	3	4	5
77. 即使和别人在一起也感到孤单	1	2	3	4	5
78. 感到坐立不安，心神不定	1	2	3	4	5
79. 感到自己没有什么价值	1	2	3	4	5
80. 感到熟悉的东西变成陌生或不像是真的	1	2	3	4	5

81. 大叫或摔东西	1	2	3	4	5
82. 害怕会在公共场合晕倒	1	2	3	4	5
83. 感到别人想占自己的便宜	1	2	3	4	5
84. 为一些有关性的想法而很苦恼	1	2	3	4	5
85. 认为应该因为自己的过错而受到惩罚	1	2	3	4	5
86. 感到要很快把事情做完	1	2	3	4	5
87. 感到自己的身体有严重问题	1	2	3	4	5
88. 从未感到和其他人很亲近	1	2	3	4	5
89. 感到自己有罪	1	2	3	4	5
90. 感到自己的脑子有毛病	1	2	3	4	5

该量表包括90个条目，共9个分量表，即躯体化、强迫症状、人际关系敏感、抑郁、焦虑、敌对、恐怖、偏执和精神病性。各个选项中"没有"计1分，"轻微"计2分，"中等"计3分，"偏重"计4分，"严重"计5分。每项具体分析如下：

(1) 躯体化：包括1、4、12、27、40、42、48、49、52、53、56和58题，共12项。该因子主要反映主观的身体不适感。该分量表的得分为12～60分。得分在36分以上，表明个体在身体上有较明显的不适感，并常伴有头痛、肌肉酸痛等症状。得分在24分以下，躯体症状表现不明显。总的说来，得分越高，躯体的不适感越强；得分越低，症状体验越不明显。

(2) 强迫症状：包括3、9、10、28、38、45、46、51、55和65，共10项。该因子反映临床上的强迫症状群。该分量表的得分为10～50分。得分在30分以上，强迫症状较明显。得分在20分以下，强迫症状不明显。总的说来，得分越高，表明个体越无法摆脱一些无意义的行为、思想和冲动，并可能表现出一些认知障碍的行为征兆；得分越低，表明个体在此种症状上表现越不明显，没有出现强迫行为。

(3) 人际关系敏感：包括6、21、34、36、37、41、61、69和73，共9项。该因子主要指某些个人不自在感和自卑感，尤其是在与其他人相比较时更突出。该分量表的得分为9～45分。得分在27分以上，表明个体人际关系较为敏感，人际交往中自卑感较强，并伴有行为症状(如坐立不安、退缩等)。得分在18分以下，表明个体在人际关系上较为正常。总的说来，得分越高，个体在人际交往中表现的问题就越多，自卑、自我中心越突出，并且已表现出消极的期待；得分越低，个体在人际关系上越能应付自如，人际交流自信、胸有成竹，并抱有积极的期待。

(4) 抑郁：包括5、14、15、20、22、26、29、30、31、32、54、71和79，共13项。该因子反映与临床上抑郁症状群相联系的广泛的概念。该分量表的得分为13～65分。得分在39分以上，表明个体的抑郁程度较强，生活缺乏足够的兴趣，缺乏运动活力，极端情况下，可能会有想死亡的思想和自杀的观念。得分在26分以下，表明个体抑郁程度较弱，生活态度乐观积极，充满活力，心境愉快。总的说来，得分越高，抑郁程度越明显；得分越低，抑郁程度越不明显。

(5) 焦虑：包括2、17、23、33、39、57、72、78、80和86，共10个项目。该因子指在临床上明显与焦虑症状群相联系的精神症状及体验。该分量表的得分为10～50分。得分在30分以上，表明个体较易焦虑，易表现出烦躁、不安静和神经过敏，极端时可能导致惊恐发作。得分在 20 分以下，表明个体不易焦虑，易表现出安定的状态。总的说来，得分越高，焦虑表现越明显；得分越低，越不会导致焦虑。

(6) 敌对：包括 11、24、63、67、74 和 81，共 6 项。该因子主要从思维、情感及行为三方面来反映病人的敌对表现。该分量表的得分为 6～30 分。得分在 18 分以上，表明个体易表现出敌对的思想、情感和行为。得分在 12 分以下，表明个体容易表现出友好的思想、情感和行为；总的说来，得分越高，个体越容易敌对，好争论，脾气难以控制。得分越低，个体的脾气越温和，待人友好，不喜欢争论，无破坏行为。

(7) 恐怖：包括 13、25、47、50、70、75 和 82，共 7 项。该因子与传统的恐怖状态或广场恐怖所反映的内容基本一致。该分量表的得分为 7～35 分。得分在 21 分以上，表明个体恐怖症状较为明显，常表现出社交、广场和人群恐惧。得分在 14 分以下，表明个体的恐怖症状不明显。总的说来，得分越高，个体越容易对一些场所和物体发生恐惧，并伴有明显的躯体症状；得分越低，个体越不易产生恐怖心理，越能正常地交往和活动。

(8) 偏执：包括 8、18、43、68、76 和 83，共 6 项。该因子主要是指猜疑和关系妄想等。该分量表的得分为 6～30 分。得分在 18 分以上，表明个体的偏执症状明显，较易猜疑和敌对。得分在 12 分以下，表明个体的偏执症状不明显。总的说来，得分越高，个体越易偏执，表现出投射性的思维和妄想；得分越低，个体思维越不易走极端。

(9) 精神病性：包括 7、16、35、62、77、84、85、87、88 和 90，共 10 项，其中幻听、思维播散、被洞悉感等反映精神分裂样症状项目。该分量表的得分为 10～50 分。得分在 30 分以上，表明个体的精神病性症状较为明显。得分在 20 分以下，表明个体的精神病性症状不明显。总的说来，得分越高，越多地表现出精神病性症状和行为；得分越低，就越少表现出这些症状和行为。

19、44、59、60、64、66 及 89 共 7 个项目未能归入上述因子，它们主要反映睡眠及饮食情况。在有些资料分析中，将之归为因子 10 "其他"。

第八章　生命教育

第一节　认识生命

生命是什么？生命从何而来？生命是由什么组成的？生命的意义何在？这些问题的答案一直是人们苦苦探索和孜孜以求的。下面，我们首先来认识生命。

认识生命

一、多彩的生命构成了缤纷的世界

茫茫沙漠中的一片充满生机的绿洲、峭壁上的雪莲花、丛林中的小松鼠和金丝猴……世界正是因为有了生命才精彩，生命构成了世界存在的基础。各种各样多彩的生命组成了这个五彩缤纷的世界。

人是所有生命体中最活跃、最有灵性、最发达的一种。

人的生命的诞生是宇宙中的奇迹。

生命诞生之初的路上就布满了崎岖：约 50 万个精子里只有一颗可以成为受精卵，约每 6 例受孕中有一个小生命可能夭折。

受精卵需要经过约 10 个月的孕育。在怀孕期间，准妈妈的肚子一天天大起来，每个月要去医院检查身体；准妈妈不敢生病，即使生病也不敢乱吃药；翻身这个简单的动作，准妈妈也不是很利索就能做到；手想摸到自己的脚很困难；搞不好腿还会抽筋，大半夜正睡着，腿抽筋又疼醒了；宝宝发育大点，还会在肚子里伸胳膊踢腿；准妈妈也不敢做剧烈运动，不敢提重物，不敢爬高；有的准妈妈还要忍受剧烈的呕吐；到了怀孕后期，有的准妈妈脚肿得连鞋子也穿不上；到了生产的日子，准妈妈要忍受大约 12 个小时的阵痛，且随着降生临近，阵痛越来越频繁。如此才能迎接小宝宝的诞生。每一个小生命的诞生都来之不易。

二、生命的长度

每个人来到这个世界上，从生到死，完成属于自己的整个人生，这就是每个人的生命历程。无论古今中外、男女老幼，无论生命长短、职位高低，每个人都是这样度过自己的一生。生命是有长度的。

宇宙的年龄大约 137 亿年，地球的年龄大约 46 亿年，人类的历史大约 300 万年，而人的寿命大概 80 岁。世界上人类寿命最长的国家，平均寿命也不过 85 岁左右。人的生命，就是你拥有的一段时间。

请大家试试画出自己的生命线。生命线就是每个人生命走过的路线。人间有多少条生命，就有多少条生命线。生命线是你我都有的东西，每人一条，不多不少。

画生命线的步骤如下：

(1) 准备一张白纸，一支红蓝铅笔或者两支彩笔也行，一支彩笔颜色较鲜艳，一支彩笔颜色较暗淡，需要用不同的颜色区分不同的心情。先把白纸横放摆好，写上"×××的生命线"。

(2) 从纸的中部开始，从左向右画一道长长的横线，然后给这条线加上一个箭头，让它成为一条有方向的线(左边 0 岁，右边是你预测的死亡年龄，90 岁？120 岁？因为纸的长度有限，我们只把 0 到 80 岁标出，在这中间作画。80 岁以后的部分先不考虑)。按照你为自己规定的生命长度，找到你目前所在的那个点。

(3) 你目前所在那个点的标志的左边，即代表着过去的岁月，把对你有着重大影响的事件用笔标出来，如图 8-1 所示。

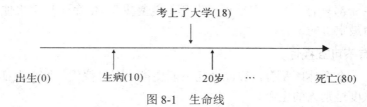

图 8-1 生命线

注意：如果你觉得是件快乐的事，就用鲜艳的笔来写，并要写在生命线的上方。如果你觉得快乐程度比较高，就把这件事的位置写得更高些。如果你觉得是不快乐的事，就用暗淡颜色的笔写在生命线的下方，如果觉得事件的痛苦程度比较高，就把这件事的位置写得更低些。

(4) 写完后看一看，数一数，在影响你的重大事件中，位于横线上面的事件多？还是位于横线下面的事件多？上升和下降的幅度如何？

(5) 在坐标线上，把你这一生想干的事，比如做什么样的工作、挣多少钱、住什么样的房子、个人情趣、不同的年龄段渴望的状态，比如恋爱、结婚、有了自己的孩子，一直到有了自己的孙子等都标出来。如果有可能尽量把时间注明，根据它们带给你的快乐和期待的程度，标在横线的上方。如果它是你的挚爱，就请用鲜艳颜色的笔，高高地填写在你的生命线最上方。当然，在将来的生涯中，还会遇到挫折和困难，比如失恋、事业遭受打击等，不妨用黑笔将它们在生命线的下方大致勾勒出来。这样你就拥有了一条完整的生命线。

(6) 整条生命线画完后，可以看看你亲手写下的这些事件，位于线的上半部分较多，还是下半部分较多？快乐的时候比较多，还是痛苦的时候比较多？

如果你的生命线上所标示的事件，大部分都在水平线以下，那么是否可以考虑调整一下自己看世界的眼光？你对未来的判断是不是太悲观了一些？如果是，你对你的情况是否满意？

人生的事情，十之八九可能都是不容易的。如果你的所有事件都标在了水平线以上，也不一定是值得恭贺的事情。承认自己的局限，承认人生的波澜起伏，承认生命中会有波峰波谷，接纳自己的悲哀和沮丧，都是平常生活的一部分。

每个人的生命线都只有一条，而且它时时刻刻地在我们毫无觉察的时候，静悄悄地行进着。你在生命线上的圆点伴随着你的心脏律动，不停地上下跳跃着奔向人生的终点。以前的事已经发生过了，哪怕是可怕的事件也已经过去了，你不可改变它，能够改变的是我们看待它的角度。一个人的成熟度，在于这个人治愈自己创伤的程度。过去是重要的，但它再重要，也没有你的此刻重要。活在当下，活在此时此刻。

生命最宝贵之处，并不在它的长度，而在它的广度和深度。如果我们能很精彩地过好每一分钟，那么这些分钟的总和也必定精彩。生命线不掌握在别人手里，它只有一个主人，就是你自己。无论你的生命线是长是短，每一笔都由你来涂画。

三、生命的特点

1. 生命具有不可逆性

生命是不可逆的。每个生命从胚胎起，便一直生长、发育直至死亡。没有一个生命可能返老还童，生命不会"从头再开始"，也从来没有彩排，对，每一天都是现场直播。

2. 生命具有不可再生性

每个人的生命都只有一次。俗话说"人死不能复生"，生命一旦消失便不可能重新再现，这也是生命最宝贵的地方。

3. 生命具有不可互换性

每个生命为一个个体所私有，彼此之间不能交换，不可替代。每个人都只能度过自己的生命，而无法度过别人的生命。

4. 生命具有有限性

生命的有限性表现在两个方面。首先，生命存在时间的有限，人的自然寿命一般七八十岁，最多百十来岁；其次，生命的无常性，表现为生老病死、旦夕祸福等不可预测，任何人都逃脱不了，任何人必然走向死亡。

总之，个体生命的存在不能离群索居、不食人间烟火，每个人都需要别人的帮助、支持和关怀。正是生命的这些特点才促使人努力思考、发奋创造、积极生活去实现自己生命的意义。赫塞说过："生命究竟有没有意义，并非我的责任，但是怎样安排此生却是我的责任。"奥斯特洛夫斯基说："人的一生应当这样度过，当回忆往事的时候，不因虚度年华而悔恨，也不因过去的碌碌无为而羞愧。"同学们，你将怎样安排你的一生？

第二节　自杀与危机干预

维克多·弗兰克在《活出意义来》中写道："一个人一旦了解他的地位无可替代，自然容易尽最大心力为自己的存在负起最大责任。他只要知道自己有责任为某件尚待完成的工作或某个殷盼他早归的人而善自珍重，必定无法抛弃生命。"有一项调查表明99.99%的人怕死，既然绝大多数人都恐惧死亡，为什么每年还有那么多人自寻短见呢？

一、认识自杀

自杀是指个体在复杂心理活动作用下，蓄意或自愿采取各种手段结束自己生命的行为。自杀不是一个人的事。一个人的死去对周围人都会有影

自杀与危机干预

响。资料显示，自杀在中国已成为位列第五的死亡原因，仅次于心脑血管病、恶性肿瘤、呼吸系统疾病和意外死亡，并成为 15～34 岁的年轻人群的第一大死因。

对于人类为什么会自杀的问题，德国哲学家叔本华有一个经典的论述："当一个人对生存的恐惧大于对死亡的恐惧时，他就会选择自杀。"自杀包括精神障碍性自杀和冲动性自杀，比如抑郁症患者情绪低落，对任何事情都失去兴趣，最后严重到想自杀。而冲动性自杀的人本身并没有身心疾病，是在遭遇一些负面事件后出现悲观、压抑、狂躁等情绪，又无限放大这些情绪，最后采取了极端的自杀行为来发泄和解脱。

自杀往往是自毁行为整个过程中的最后一个行动。自杀行为常有多种复杂的动机。酿成自杀的主要原因包括精神障碍(主要是抑郁症)、社会因素(失望和失落感)、人格异常(冲动性与攻击性)和躯体疾病。其中一个因素(通常是某一重要关系的破裂)往往是引发自杀的导火线。在所有企图自杀的病例中，一半以上与抑郁症有关，但肢体残疾，特别是慢性或痛苦的残疾，与既成自杀的关系更为密切。

心理学研究发现，大学生出现心理问题而导致自杀行为时，不一定有非常严重的心理疾病与障碍，但是却与持续影响大学生的情绪、学习、生活等时间较久且无法摆脱的心理症状、心理问题相关。给个人带来巨大痛苦，渴望摆脱又没有办法。正如萧伯纳所说："让你疲惫的不是连绵不断的群山，而是你鞋子里的一粒沙子。"

通过我们对自杀个案的分析，发现部分自杀大学生总觉得自己一路走得都很顺利，没有经过什么大的挫折，有了问题喜欢逃避，没有解决问题的能力甚至都没有解决问题的想法，只是一味地钻牛角尖。比如说，跟男朋友分手了，就会想是他对不起我，他怎么能这样对我，而不会去想自己在这段感情中的失误。第一次出现考试不及格的情况，自责、难以承受，就会觉得奖学金无望，保研无望，自己的人生从此不再有希望。他们渴望成功，但惧怕失败。难以承受挫折和失败带来的打击。对一些硕士生、博士生来讲，辛辛苦苦读了很多年，在学习中体会不到应有的乐趣，对学术失去执着；不爱学习、出不了成果，却整天还要面对枯燥的学术研究；在遇到挫折，个人感觉无力摆脱、极度痛苦的时候很容易就会走向极端了。

专家认为，自杀者往往具有过于内向、孤独，偏执、过分认真、责任感过强、缺乏兴趣爱好、情绪不稳定、心情多变等容易陷入焦虑与绝望感的性格特征。而这些性格特征常常与偏颇的父母教养态度和复杂的家庭关系有关。有研究报道，自杀者中性格内向与较内向的占 95.2%，孤僻占 52.4%，虚荣心强占 71.4%。抑郁症是自杀行为的高危因素之一。约有 60%～70%的重度抑郁患者会通过自杀结束自己的生命。

哪些人容易发生自杀危机？遭遇突发事件；学习压力过大、学习困难；个人感情受挫；人际关系失调；性格过于内向、孤僻，缺乏支持；严重环境适应不良；家境贫困、经济负担重、深感自卑；身体出现严重疾病，个人很痛苦，治疗周期长；患有严重的心理疾病；由于身边的同学出现危机状况而受到影响，产生恐慌、担心、焦虑等……

二、自杀的信号

1. 语言信号

说自杀有关的事情和拿自杀开玩笑；谈论自杀的计划，包括自杀的方法、时间和地点；流露出无助无望的情感；与亲朋告别；谈论自己现在的自杀工具(自杀计划越详细，自杀风险越大）；直接说出："我希望我已死去""我再也不想活了"；间接说出："我所有的问题马上就要结束了，没人能帮得了我，没有我，别人会生活得更好；我再也受不了啦！我的生活一点意义也没有"。

2. 行为信号

出现突然的、明显的行为改变，如中断与他人的交往，退缩、独处突然增多，或危险行为增加。抑郁的表现：情绪的改变，表情淡漠，情绪不稳定，有条理地安排后事(送出自己珍贵的东西、说出银行卡密码、把银行卡中的钱打给亲近的人)，频繁出现意外事故，过去有过自杀意念，产生自卑感或羞耻感。

三、自杀干预

为预防自杀和降低自杀率，2003 年 9 月 10 日被世界卫生组织定为首个"世界预防自杀日"，为了引起公众对自杀的关注，世界卫生组织和国际自杀预防协会呼吁各国政府、预防自杀协会和机构、当地社区、医务工作者以及志愿者们加入到当天的各项地方性行动中，共同提高公众对自杀问题的重视以及对降低自杀率的意识。首个"世界预防自杀日"的口号为"自杀一个都太多"。

对大量案例的分析表明，许多人在实施自杀行为时，内心其实充满矛盾，非常希望能得到别人的帮助。在自杀之前的很长一段时间里，他们的言行有诸多异常，如常与亲友探讨关于"活着没有意思"的问题，或经常独处，长时间情绪低落，兴趣减退等。这些表现都是他们向外界有意无意发出的暗示和求救信号。如果社会能提前捕捉到这些信号，为救助者提供机会接触美好事物，让快乐的情绪打开他们的心扉，陪伴他们度过这一人生关键点，很多悲剧也许可以避免。因此，对于自杀，要防患于未然，做到早发现、早干预、早救助。下面介绍具体干预方法。

1. 自助

这个世界虽然不完美，但我们仍然可以疗愈自己。所有发生在自己身上不好的事情，在别人身上也同样发生过。

(1) 遇到让你很痛苦或影响你的工作或社交功能的心理问题时，要主动寻求帮助。

(2) 要相信会有人愿意帮助你，但是你得将自己真实的困难和痛苦告诉你信任的人，否则他们将一无所知。

(3) 如果你的倾诉对象不知道如何帮助你，可以向心理热线、心理咨询人员或精神科门诊寻求帮助。

(4) 有时为找到一个真正能帮助你的人需要求助于几个不同的人或机构，应该坚持下去，提供帮助的人一定会出现。

(5) 解决心理危机通常需要一个过程，可能得反复地约见咨询人员或心理医生。

(6) 如果医生开药，应按医嘱坚持服用。

(7) 避免使用酒精或毒品麻痹自己。

(8) 不要冲动行事，强烈的痛苦会使你更难做出合理的决定。

2. 助人

当一个人处于极端狂怒、消沉中，就想一了百了解决自己时，我们不能指望他自己去调节情绪平复心情，要主动去帮助他，让他知道你在听，关心他，理解他。不要让他一个人待着，要陪在他身边。如果是自己的好姐妹惨遭分手，多去倾听她诉说，然后找机会安慰。不要刺激他，这时候"激将法"是没有用的。用"你去死啊，我谅你也不敢"这样的话去刺激对方相当于火上浇油。

分散注意力，将他暂时带离那个冲动的漩涡。比如你的朋友情绪低落到一言不发，那就拉着他去打场球或者做点其他事。如果对方极度冲动，谁的话都听不见，就立即强制性地控制住他，远离安眠药、高楼、水源等，不让其独处，不让他在冲动时做出极端行为。

3. 心理危机干预技巧

(1) 事先应知道他们可能会拒绝你要提供的帮助。有心理危机的人，有时因不想承认自己缺乏解决问题的能力而对他人的帮助加以拒绝，但不要认为他们的拒绝是针对你本人。

(2) 向他们表达你的关心。询问他们目前面临的困难以及困难给他们带来的影响。鼓励他们与你或其他值得信任的人谈心。

(3) 多倾听，少说话。给他们一定的时间说出内心的感受和担忧。不要给出劝告，也不要感到有责任找出一些解决办法，尽力想象自己处在他们的位置时是如何感受的。

(4) 要有耐心。不要因他们不能与你顺畅交流就轻易放弃。允许谈话中出现沉默，有时重要的信息会在沉默之后出现。

(5) 不要担心他们会出现强烈的情感反应。情感爆发或哭泣会使他们的情感得到释放。

(6) 保持冷静。要接纳，不做批判。也不要试图说服他们改变自己内心的感受。

(7) 对他们说实话。如果他们的话或行为吓着你了，直接告诉他们。如果你感到担忧或不知道该做些什么，也直接向他们说。不要假装没事或假装愉快。

(8) 谈自己的感受。每个人都偶尔会感觉悲伤、受到伤害或绝望。向他们谈你的感受。这样会让他们知道并不是只有他们才有这样的感觉。

(9) 询问他们是否有自杀的想法，这样不但不会引起他们自杀，反而会挽救他的生命。比如，你可以这样问："你是否有过很痛苦的时候，以至于令你有想结束自己生命的想法？""有时候一个人经历非常困难的事情时，他们会有结束生命的想法，你有那种感觉吗？""从你的谈话中我有一种疑惑，不知道你是否有自杀的想法？"但不要这样问："你没有自杀的想法，是吧？"

(10) 不要答应对他们的自杀想法给予保密。

(11) 相信他们所说的话。任何自杀迹象均应认真对待。

(12) 如有自杀的风险，要尽量取得他人的帮助以便与你共同承担帮助他的责任。在他们不愿求医的情况下，你仍然能够寻求专家的帮忙。

(13) 让他们相信别人是可以给予帮助的，并鼓励他们寻求他人的帮助、支持。如果你认为他们需要专业的帮助，应向他们提供有关信息。

(14) 如果他们对寻求专业帮助感到恐惧或担忧，应花时间倾听他们的担心，告诉他们大多数处于这种情况的人需要专业帮助，解释你建议他们见专业人员不是因为你对他们的事情不关心。

(15) 如果你认为他们即刻自杀的危险性很高，要立即采取措施，不要让他们独处。清除自杀的危险物品，或将其转移至安全的地方；陪他们去精神心理卫生机构寻求专业人员的帮助。

(16) 给予希望。让他们知道面临的困境能够有所改变。

(17) 在结束谈话时，要鼓励他们再次与你讨论相关的问题，并且要让他们知道你愿意继续帮助他们。

生活从来都不是一帆风顺的，不经历风雨怎么见彩虹。人生正是有了这一系列的挫折和不确定性，才有了不断战胜困苦、不断探索未知的幸福和喜悦。愿同学们用心体验、感受自己的生命时光，提升自我心理健康水平，创造幸福健康的生活。

第九章　心理咨询

第一节　认识心理咨询

一、心理咨询的概念

心理咨询是指由受过咨询心理学专门训练的专业人员运用心理学知识、理论和技术，针对来访者的各种适应与发展问题，通过与来访者的协商、交谈、启发和引导，帮助来访者达到自立自强，增进心理健康和提高社会适应能力的目的。

心理咨询是解决大学生心理问题的重要途径，是高校心理健康咨询机构的基础性工作。心理咨询不同于一般的开导、劝慰和帮助，它是一项专业性很强的工作，是职业性的帮助行为，其中涉及很多技术性问题。心理咨询之所以对来访者能够产生积极有效的作用，关键在于心理咨询者提供了一种与日常生活中的其他关系不同的特殊的关系。在这种关系中，咨询手段及其创造的氛围使来访者逐步认清自己所面临的问题，学会以更加积极的方法和态度对待自己、他人和环境。对于心理行为正常的人，心理咨询所提供的新经验可以帮助他们解除成长过程中所遇到的障碍，从而更好地发挥个人潜能；对于有心理问题的人，心理咨询可以帮助他们改变不适应的思维与行为方式，建立新的适应方式。

二、心理咨询的任务

"过去的事情就让它过去吧，明天会更美好！"这句话是不是特别熟悉？在互相安慰的时候，人们总会这样劝说对方。但是，心理咨询并非如此。心理咨询人员不会这样简单地劝说来访者忘却过去，而是要使人从挫折中认真反省自我，总结经验教训，增加生活智慧，以能够更好地应付日后生活中可能出现的各种不快经历。在这层意义上说，心理咨询就是使人更好地认识自我、开发自我、激励自我。说白了，心理咨询的目标就是使人比原来活得更轻松、更快活、更自信。

从总体上来说，心理咨询的任务是帮助正常人群在生活中化解各类心理问题，克服轻度心理障碍，纠正不合理的认知模式和非逻辑思维，学会调整人际关系，构建健康的生活方式，强化适应能力等。

需要注意的是，心理咨询要避免使人依赖他人，要增强个人的独立性与自主性；理解来访者的内心感受，尊重他的想法，激发他独立决策的能力，强化来访者的自信心。任何一个心理咨询过程，无论其性质有多大不同，时间长短有多少差别，本质上都是要帮助来访者从自卑和迷茫的泥潭中自己挣脱出来。

三、心理咨询的基本特征与内容

1. 心理咨询的基本特征

(1) 面对正常人。

(2) 对人一生的发展有重要帮助。

(3) 强调个人的力量和价值。

(4) 强调认知因素，注重理性的作用。

(5) 研究人在制订总目标、计划以及扮演社会角色方面的个性差异。

(6) 充分考虑情景和环境等因素。

2. 心理咨询的主要内容

心理咨询的内容十分广泛，人们丰富多彩、纷繁复杂的心理活动决定了心理咨询内容的丰富性和复杂性。

一般来说，心理咨询的内容包括：

(1) 对人生各个时期所遇到的心理问题，如日常生活中的人际关系问题、职业选择问题、婚姻家庭中的问题等的答疑与指导。

(2) 各种情绪和行为障碍，如焦虑、抑郁、恐怖、紧张情绪的分析、诊断及防治。

(3) 各种不可控制的强迫思维、意向和强迫性动作的诊断及防治。

(4) 某些性心理、生理障碍，如性变态、阳痿、早泄、性欲异常等问题的诊治。

(5) 心身疾病，如冠心病、高血压、溃疡病、支气管哮喘等的病因分析、心理社会因素的控制及心理治疗的开展。

(6) 康复期精神病人的心理指导，促使其更好地适应社会与生活，预防复发。

(7) 长期慢性躯体疾病久治不愈患者的心理支持及指导。

(8) 普及各种心理卫生知识。

(9) 开展各种心理检查，如智力测验、人格测验等。

(10) 对有其他心理疑虑而需要咨询者的解答。

◇ 知识延伸

心理咨询与心理安慰的异同

一般来说，安慰具有情绪宣泄和暂时恢复心理平衡的功能。但是，心理咨询的过程并非一般人理解的劝慰人或开导人，更非少数人理解的仅仅处理心理障碍。心理咨询过程实际上是来访者再度成长的过程。心理咨询使人积极地看待个人所经受的挫折和磨难。将原本不愉快的经历当作自我成长的两极，利用其实现自我新的发展，是一种积极应对挫折与磨难，而不是消极应付的态度。

与一般安慰不同的另一点是，心理咨询要避免使来访者依赖他人，要促进其独立性与自主性。虽然心理咨询不同于一般的安慰，但它并不排斥安慰。

总而言之，心理咨询就是要使人学会自主自立，或者说：授人以鱼，一日享用；教人以渔，终身享用。

◆ 知识延伸

心理咨询与心理治疗的异同

　　心理治疗是指在良好的治疗关系基础上，由经过专业训练的治疗者运用心理治疗的有关理论和技术，对在精神和情感等方面有障碍或疾患的人进行治疗的过程。

　　心理治疗的工作对象主要是心理障碍者，如神经症、人格障碍、性变态等，帮助来访者消除精神症状、改变病态行为并重整人格。心理咨询的工作对象是普通人群，强调的是提供有关心理方面的专业知识和信息，主要涉及日常生活中的适应问题和发展问题，比如大学生的学习问题、恋爱交友问题、就业取向问题、自我意识问题等。

　　心理咨询的专业人员多数是心理学家、教育学家、社会工作者等。而进行心理治疗的专业人员多数是临床心理学家和精神科医生。

　　心理咨询工作多在非医疗的情境中进行，如学校、社会服务机构；而心理治疗工作多在医疗情景或私人诊所中进行。也有相当数量的心理治疗师在学校和社会服务机构工作。

　　心理咨询侧重于预防，工作方向偏重提供知识，教导技能，从积极的方面进行引导，类似于中医的"扶正"；而心理治疗侧重于矫正的目的，工作方向偏重于帮助来访者改变不适应的认知、情感或行为等心理机能，类似于中医的"驱邪"。

第二节　心理咨询的类型

一、按咨询内容分类

1. 障碍咨询

　　障碍咨询是指对存在不同程度的非精神病性心理障碍、心理生理障碍者的咨询，以及对某些早期精神病人的诊断、治疗或对康复期精神病人的心理指导。重点是去除或控制症状、预防复发。从事这类咨询的人员需要受过充分的精神医学和临床心理学训练，咨询的地点一般为专业的心理卫生机构、综合性医院下设的心理咨询机构、社区心理卫生机构以及由专业人员开设的私人诊所等。

2. 发展心理咨询

　　发展心理咨询是指帮助来访者更好地认识自己和社会，充分开发潜能，增强适应能力，提高生活质量，促进人的全面发展，咨询的内容十分广泛，凡是在人生各时期出现的心理问题都属于咨询的范围，如工作、学习、恋爱、婚姻、家庭生活、职业选择等。从事这类咨询的人员除了有坚实的心理学基础之外，还要有哲学、社会学、教育学、文化人类学等方面的广博知识。咨询的地点一般为非医疗机构，如学校、社区、企业等。

　　需要指出的是，第一，障碍咨询与发展咨询是相互联系的，去除心理障碍为心理发展奠定了基础，而良好的心理发展将减少心理障碍的发生。第二，在具体实施时，有时很难将两者完全割裂开来，有些咨询既属于障碍咨询，也属于发展咨询。

二、按咨询对象分类

1. 个别咨询

个别咨询指咨询者与来访者之间的单独咨询。这是心理咨询最常见的形式，它的优点是针对性强、保密性好、咨询效果明显，但咨询成本较高，需要双方投入较多的时间和精力。

2. 团体咨询

团体咨询亦称集体咨询、小组咨询，指根据来访者所提出的问题，按性质将他们分成若干小组，咨询者同时对多个来访者进行咨询。它是一种很有前途的咨询形式，其突出的优点是咨询面广、咨询成本低，对某些心理问题或心理障碍的咨询效果明显优于个别咨询。不足之处是同一类问题也可能因个体差异而表现出明显的个体性，单纯的团体咨询往往难以兼顾每个个体的特殊性。为扬长避短，在团体咨询中，常常辅之以个别咨询。

团体咨询又可以细分为两种。

1) 团体训练

团体训练的重点放在个体身上。这类咨询虽然也重视团体成员的交互作用，但主要还是把咨询方法、干预手段直接应用于每个成员，比如开展讲座、训练等。正因如此，这类团体咨询又被称作团体讲座、团体训练。

2) 交互小组

交互小组的重点放在团队成员的交互作用上。这类咨询主要通过团体成员相互作用所产生的影响力使成员调整自己的思想、情感和行为。国外流行的各种咨询小组大多属于这一类。如交朋友小组、"心理剧"疗法、游戏疗法、格式塔疗法、敏感训练小组等。

从严格意义上说，团体咨询主要指第二种形式，因为团体咨询的本质含义是指借助团体内心里相互作用的力量产生建设性影响的帮助活动。

三、按咨询方式分类

1. 门诊咨询

门诊咨询指开设心理咨询门诊。如在专科医院、综合性医院和专门的个体诊所开设的心理咨询，是心理咨询最常见的方式。由专业咨询工作者与咨询对象直接见面，能进行深入的交流，及时发现问题、提出建议，故咨询效果好。门诊咨询对异地来访者不大方便。

2. 现场咨询

现场咨询指在学校、机关、企业、部队、城乡社区、家庭、医院病房等现场，对咨询对象提出的各种心理问题给予咨询帮助。现场咨询对那些只有心理问题，或虽有心理障碍、但本人由于各种原因又不能到门诊咨询的人最为合适。

3. 信函咨询

信函咨询指以通信的方式进行咨询。咨询者根据来访者的来信描述的情况或提出的问题，以通信方式解答疑难，疏导教育。优点是简单方便，尤其是对异地的患者及一些有心理问题又羞于面见咨询者的来访者非常合适。缺点是有些来访者由于文化程度低和相关知识少，来信中对问题、症状的叙述不全面或欠准确，导致咨询者不能全面深入地了解情况，不利于问题的解决，必要时应给予门诊咨询。

4. 专栏咨询

专栏咨询指用电话的方式开展咨询。主要适用于心理危机或有自杀观念、自杀行为的人。在国外，很多国家都设有专线电话，只限于心理危机者使用，主要目的是防止自杀。目前国内在北京、上海等地已建立了各种"热线"，除了处理各种心理危机，也为其他心理问题提供服务。优点是快捷、方便、保密性强。但是由于缺乏咨询者与来访者之间面对面的交流，难以进行准确的心理评估，限制了咨询者的干预能力。

5. 互联网咨询

互联网咨询指借助互联网进行咨询。这是近年来逐渐兴起的一种新型的咨询方式。与信函咨询有某些相似之处，如对语言文字的依赖性强，咨询效果受文化程度、语言表达能力的影响很大。不同点在于网上咨询沟通迅速、快捷，但需要一定的设备条件和比较熟练的电脑操作技能。对于那些由于个人身体条件、地域环境的限制而不能直接、方便地寻求心理咨询者，以及由于个人生活风格、认知习惯，不愿意面对咨询者的人们来说，互联网心理咨询尤为必要。这种咨询形式也许成为序列心理咨询过程中的第一步，为今后的全面咨询打下基础。

需要指出的是，以上各种咨询方式是互为补充、互为促进的。许多来访者通过专栏咨询了解了自己的心理问题和症状，再进行信函咨询、门诊咨询、电话咨询或互联网咨询；有些门诊咨询来访者回到异地工作、学习或生活后，通过信函咨询、电话咨询、互联网咨询继续得到咨询者的指导；现场咨询中发现的心理障碍严重的来访者，需要转到医院进行门诊咨询。多种形式配合，有利于心理咨询的广泛开展和咨询效果的提高。

四、按咨询时间长短分类

心理咨询的期限并无硬性规定，要根据接受来访者的意愿、咨询的内容以及咨询者的建议等因素而决定，也要斟酌现实情况，包括来往的方便与否、咨询费的负担等。

1. 长期咨询

长期咨询指咨询时间较长久，如超过两三个月，甚至数年。因为心理咨询的目的不仅在于问题的解决和症状的消失，还要改善性格及行为的方式，促进心理成长，所以需要的时间较长。长期咨询的重点放在深层心理的探讨、心理与行为改进的维持上。那种长期性的追踪式诊察与支持性咨询，一般不被看作长期心理咨询。

2. 短期咨询

短期咨询指咨询的时间较短。至于多长期限为短期，则意见不一，可能是三四次会谈，也可能是十次左右，或者时间历经一两个月。短期咨询的重点在于问题的解决和症状的去除。做短期咨询时，要把咨询的重点弄清楚，不把范围无限制地扩大，以致无法在短期内结束。

3. 限期咨询

限期咨询指在咨询开始时，咨询者与来访者共同订立了咨询计划，对咨询的次数或期限做了规定，如五次、十次或两个月等。这种事先确定咨询期限的做法，目的在于让彼此有个事先的计划与了解，并可针对此约定的期限去尽量努力，求得具体的改善。

大多数来访者受时间、费用、交通条件及其他因素的制约，倾向于做短期咨询或限期咨询；只有特别的情况，在双方同意的原则下，才会做长期的心理咨询。中国有句谚语："自助者，天助之。"一个人遇到困难时，最终还是要靠自己来解决。这是对的，自己的事总要自己去面对，但这并不代表求人不如求己，寻求他人的帮助也是自我帮助的一种形式。常言道："当局者迷，旁观者清。""不识庐山真面目，只缘身在此山中。"

第十章　突发公共卫生事件下的心理健康

第一节　疫情下的心理变化

在之前的章节中，主要向大家介绍了正常的学习生活中，大学生在心理上所出现的活动与变化规律，以及常见的心理健康问题。在这一章节，我们将以 2020 年新型冠状病毒肺炎疫情为例，与大家一同分享在面对突发公共卫生事件时，个体的心理活动与变化过程，从而能够帮助我们更好地应对负性事件所带来的各项心理困扰，尽快地调整与恢复良好的心理健康状态，为早日取得战"疫"最终的胜利打下坚实的基础。

2020 年春，湖北爆发的新型冠状病毒肺炎疫情给每个人的生活带来了巨大的影响。我们每天都被紧紧包围在有关疫情的各种各样的新闻报道与信息之中，并由此产生恐惧和焦虑；伴随着疫情的不断扩大，患病人数的不断增加，有关疫情的防控措施也在不断升级，我们的日常生活也面临着诸多的限制与不便，长时间的居家生活给我们的心理与情绪造成了较大的波动。

那么，为什么会出现这些心理上的变化？需要怎样看待这些心理上的改变？如何调整这些改变？以上是本章中需要解答的问题。

一、疫情之下，为什么会出现明显的心理变化

心理学上，一般将对人产生影响的那些不好的突发事件称作应激。例如，大到地震、海啸、火灾、疾病、战争，小到失恋、挂科、失败、受挫等，均可以被看作应激事件。而人对应激事件的反应，则被称作应激反应。虽然现实环境下，引发每个人进入应激反应的事件各有不同，但我们在应激反应中的心理变化却存在着一定的规律。

根据应激源出现的程度与持续的时间，应激分为急性应激和慢性应激。所谓急性应激是指突然发生的、能够在短时间内迅速对人造成伤害与严重影响的事件。例如，我们在公园里悠闲地散步时，脚下的草丛里突然冒出一条蛇。慢性应激则是一种较为持久的负性压力，通常情况下，在产生之后会持续较长一段时间。这一段时间中，我们的反应虽然不像急性应激那么强烈，但是身心同样会受到伤害。急性应激和慢性应激之间可以相互转换。当个体不能在短时间内处理完引发急性应激的事件，那么它将会转为慢性应激。而处于慢性应激的个体也会在某一时刻由于特殊事件引发出急性应激的表现。例如，我们刚开始得知疫情时，会出现强烈的急性应激反应，但是当疫情一直在持续，而我们又无法结束它，就会转入慢性应激状态；反之，在慢性应激状态下，如果身边突然出现与疫情相关的紧急情况，如有人确诊，或者被列为疑似病例等，那么我们又会表现出急

性应激反应。

人对于急性应激与慢性应激的身心反应是不同的。

急性应激状态下，我们的身体会立刻出现心跳加快、血压升高、呼吸急促，紧张出汗、瞳孔增大等生理反应。而从心理上看，则主要表现为思维活跃、注意力集中、警觉性好、情绪紧张、强烈的恐惧与愤怒、语速加快、坐立难安等。

上述这些改变经由神经体液调节完成，是生物在长期进化过程中所出现的无意识的反应，对我们的生存具有非常重要的价值。我们能够根据上述变化，对应激源做出快速的评估与判断，并为之后的行为做好准备。比如，我们在分析之后是决定跟应激源战斗——"战"，还是迅速撤退——"逃"。当然，急性应激的反应还受到其给个体带来的冲击水平的影响，如果刺激太过猛烈，则会导致个体晕厥甚至休克。

急性应激可以看作个体迅速调动了身上可以用的所有资源来应对当前的状态，可以看作超前的预支行为，也可以看作身体的"战时"状态，因而是不可持续的。在有限的能量被耗竭之后，便会进入耗竭期，并慢慢转入慢性应激。

在慢性应激状态下，个体在生理上会感到异常疲劳，伴随食欲减退，或出现一些胃肠道症状，如慢性腹泻等。从心理上看，则主要会出现注意力不集中、丢三落四、自我怀疑、情感压力、悲观绝望、暴饮暴食、抽烟酗酒、物质成瘾等情况。

慢性应激虽不如急性应激那样猛烈，但若持续事件较长，则会对身心造成较大的影响，甚至引发多种潜在疾病，因而需要尽快调整与改变。

二、需要怎样看待这些心理上的改变

正如刚才所介绍的，我们需要了解自己正在经历的变化过程，知道应激是一种正常的身心反应。人类具有一种与生俱来的特性，就是会给万事万物找到我们认为合理的原因。当大家一开始不了解应激及其相关的知识时，会更加倾向于将自己的表现看作一种只有自己才有的不良反应，会认为是自己的原因导致了身心状态的改变，之后便会一直沉浸并纠结于这样的状态之中刨根问底，但由于无法调整，最后不得不彻底地沦陷在身体的负性改变之中。这也就是我们常说的，当我们觉得自己很无聊时，我们会变得越来越无聊。可是，现在我们了解了有关应激的知识，不再被盲目地包裹在这些反应之中，取而代之的是，我们能够清晰地看到自己出现变化的原因。承认自己的改变，接受自己的改变，然后积极应对这些改变。告诉自己，我现在的改变是身心在努力保护自己，只是它们的方式有一些不妥，那就让我们来主动调整自己吧。

第二节　疫情下的心理调适

一、我们如何调整这些改变

认知、情绪和行为是心理活动的重要部分，因而我们可以分别从这三方面入手，尽快调整自己的状态。

1. 从认知方面来说，要改变自己对待疫情的不合理认知

通过查阅有关介绍 2020 新型冠状病毒的专业性文章，笔者的理解为，所谓的新型冠状病毒和流感病毒(平时引起我们感冒的病毒)威力基本相当，传播能力较为有限。从我国国家及各省市卫健委统计发布的数据上看，截至 2020 年 7 月 13 日 20 点 19 分，我国累计确诊新型冠状病毒肺炎病例 85 620 例，其中治愈 80 351 例，死亡 4649 例。由此，我们便能计算出，此次我国新型冠状病毒肺炎的死亡率为 5%。也就是说，它并没有像埃博拉、天花、鼠疫等那些人类已知的恶性传染病那样，对我们的生命安全造成特别大的威胁，因而无需过度恐慌。那么为什么我们还要这么严防死守、草木皆兵呢。这里需要澄清一个问题，那就是病毒自身的特性并不等于它引发的问题。真正引发问题的所在，在于传染性疾病的突然爆发和患病人数的急剧增加对于医疗资源的挤兑。举个例子，平时我们都把钱放在银行里，觉得很安全，要用的时候去取，每天去取钱的人不是很多，银行也不用时刻准备着大量的现金和服务人员，我们也不用担心自己资金的安全。可是有一天，大家都去取钱，就导致了挤兑现象的发生，挤兑的发生增加了更多人的恐惧，然后要求取钱的人就更多，最后银行就崩溃了。我们的医疗资源恰如这里的银行，平时能够满足大家看病的需求，但如果患病人数激增，那么在资源有限的情况下，就无法满足对所有患者的救治要求。因此，在很大程度上说，我们现在的严防死守，更多地是出于对医疗能力的保障。

那么，疫情之下，我们都出现了哪些错误的认知呢？

首先，应激使得我们的认知出现负性偏差。

疫情的爆发，自然而然地为每个人带来巨大的心理压力，在这种压力之下，我们的大脑便出现了改变。为了能够更好地掌握信息，从而保护自己，我们的大脑开始变得敏感与焦虑，尤其关注那些与疫情相关的不好的信息。比如，今天的确诊数量是多少、死亡率又是多少；到底从哪里又发现了确诊的病人，他们是如何患病的。似乎每一个消息都牵动着我们的神经。但我们却很容易忽视环境中一直存在的积极的信息，比如，温暖的阳光、春天的气息、柳树的嫩芽等。调整对负性信息的选择性关注，辩证地加工信息，是走出应激状态的第一步。

其次，应激使得个别信息被放大。

虽然新闻报告的是特例，但在应激之下，我们会按照对待常识的方法对其进行理解。当新闻报道了一些极端的病例，比如无症状感染者，他们虽没有症状，但却能将自身所携带的病毒传染给他人；还有病例痊愈后在家隔离时，病情出现复发，核酸检测阳性。尽管这些个案的占比非常低，但当我们看到报道时，会怎么理解呢？我们读到的是，外面每一个人都是感染者，都有把病毒传染给我的可能，因为他们是无症状感染者，所以我不能和任何人接触；我在家里太不安全了，万一我住的这栋楼的楼上、楼下有患者，我该怎么办？天哪，治愈后还是要传染，这个病根本就是无法治愈的绝症！以上种种，都是在应激下，我们对于信息的放大与错误的关联，并由此引发的焦虑恐惧情绪。此时，我们需要做的，是检查自己是否存在这些错误的认知，并对其进行积极纠正。

再次，我们要懂得对流言蜚语进行鉴别。

信息的传递有正式与非正式渠道的区分。虽然表面上看，二者都是将信息从 A 传到 B，再传到 C，最后给了 D。但正式的渠道在于，传递者之间能够相互沟通、验证信息的准确性，做到言之有据。而非正式渠道的传播就简单得多，只要保证信息单向往下传就可以了。每个人都可以在其中加上自己的理解，然后毫不犹豫地发送给下一个人。不幸的是，非正式渠道的传播效率远远高于正式渠道，并被我们喜闻乐见，成为八卦诞生的安乐窝。因此，当大家面对有关疫情的信息时，切记在相信之前核实信息的来源与准确性，这样才能更好地保护自己。

综上，在认知活动中，我们需要有意识地纠正自己在应激状态下出现的认知偏差。关注积极信息，减少无关信息干扰，核实信息的来源会帮助我们快速摆脱思维上的烦恼。

2. 从情绪上说，要积极疏导情绪并减少负性情绪的传染

在应激之下出现一定的情绪反应是非常正常的现象，我们首先应该正常对待这些情绪反应。其次，人的情绪是在压力环境下不断积累升高的。在情绪产生之后，需要找到一个合适的途径对其进行释放。而情绪上的压抑，只会形成更大的问题。

寻找情绪释放途径的时候，应尽可能选择一种安全的、稳定合理的方式。由于生活的改变，大家基本上都处于居家生活的状态，情绪宣泄途径有限，就特别容易造成人际关系上的摩擦，多表现为亲近的家庭成员之间发生家庭关系的矛盾。但仔细分析便可以看出，矛盾的产生其实和具体事件间并不存在太大的关联，我们只是采用了错误的方式发泄自己在应激之下积累的情绪罢了。因此，我们首先要做到的，是自己不主动采取这样的情绪宣泄方式；其次，当受到来自家人的指责时，保证自己的稳定，选择性地包容与接纳对方此刻的状态，帮助其宣泄情绪，最终化解矛盾，从而有效避免负性情绪在人与人之间的不断强化与传播。采用记日记的方式，或者进行一些简单的情绪舒缓的活动，如听音乐、绘画都是有利于情绪表达的有效方式。

3. 从行为上看，保持规律的生活与进行有氧运动

规律的生活方式能够帮助我们快速恢复生理机能，保证各项生理活动的正常进行。同时，良好的作息规律，能够保证我们进行充分而有效的睡眠，使身体在应对应激时所消耗的精力得到有效的恢复与缓解。其次，可以多做一些有助于放松身心的有氧运动，诸如跑步、立定跳与瑜伽等。有氧运动能够提高身体的血氧含量，帮助加快身体的新陈代谢速度，提高认知加工的效率并缓和情绪。有研究表明，有氧运动的增加与缓解抑郁情绪之间具有直接的相关性。进行一小时的有氧运动能够达到服用一日抗抑郁药物所发挥的效力。因此，运动在稳定心理活动上发挥着积极的作用。

4. 寻求社会支持，勇于获得专业帮助

良好的社会支持能够有效地减少心理问题的发生与发展。这些社会支持包括我们的家人、朋友还有身边一切可以利用的资源等。但当我们已经充分利用了所有的资源，依然无法摆脱自己目前的困境时，就需要寻求专业的帮助。训练有素的心理咨询工作者能够针对我们的具体问题与困扰进行有效的分析，并给予快速、专业化的指导。

二、免疫力是最好的医生

每当天冷的时候，免疫力不好的孩子和老人很容易患感冒，你是免疫力差的那群人吗？美国《预防》杂志总结了免疫力最差的九种人，让我们一起来听听医院专家们的具体解析，看看你是否在其中吧！

1. 九类人免疫力最差

1) 交际圈子太狭窄

研究证实，一个人结交的朋友越少，身体越易生病，甚至寿命也大受影响。而朋友数目超过 6 个的人抵抗感冒病毒的能力提高 4 倍。建议：友谊是增强免疫力的"良药"，但是与太多人往来，也可能变成一种压力。不要勉强自己，三五知心好友比一堆泛泛之交重要得多。

2) 平日欠下"睡眠债"

经常克扣睡眠时间会让身体产生的免疫细胞数量锐减。芝加哥大学的研究人员发现，相对于每天睡 7～8 小时的人，每天只睡 4 小时的人，血液里的流感抗体只有前者的 50%。建议：睡眠不足会使免疫系统功能降低，不过不一定要睡 8 小时，只要早上醒来觉得精神舒畅就可以。

3) 凡事老往坏处想

研究发现，当悲观者积极看待生活中的不幸时，体内和免疫相关的白细胞数量会增多，他们的身体状况得到显著改善。建议：每天 5 分钟，一边深呼吸，一边做做白日梦，让愉快的画面从脑中飘过，可以增加免疫细胞的数目和活力。

4) 有话憋在肚子里

研究发现，喜欢探讨问题的夫妻，血压、心率会降低，而和免疫相关的白细胞数量会升高。建议：有话就说，不要憋在肚子里，这和适度锻炼对人体的好处差不多。

5) 顶着重压过日子

人在丧偶后的一年内最容易生病，一份让你内心不得安宁的工作也会对免疫力造成深深的伤害。建议：骑自行车、参加瑜伽课程、学做美食、享受按摩都是减压的好办法。一项研究发现，每天接受 45 分钟的按摩，1 个月后免疫细胞数目增加，免疫功能有明显改善。

6) 外出常以车代步

美国阿帕拉契州立大学研究指出，人每天运动 30～45 分钟，每周 5 天，持续 12 周后，免疫细胞数目会增加，抵抗力也会相对增加。浙江医院康复医学科黄雄昂医师建议，运动只要心跳加速即可，太过激烈或时间超过 1 小时，反而会抑制免疫系统的活动。

7) 朋友是个大烟鬼

统计表明，美国每年有 3000 名非吸烟人员死于肺癌，30 万儿童患呼吸道感染，二手烟对健康的影响无须多言。建议：应尽量远离二手烟环境；另外，饮酒也应适量。酒精会抑制制造抗体的 B 细胞，增加细菌感染的机会。

8) 过分依赖抗生素

研究发现，一出现感冒症状就服用抗生素只会让病毒产生抗药性，导致更严重的感染。建议：有些感染，如流行性感冒，是由病毒引起的，除非确定遭到细菌感染，否则不需要服用抗生素。

9) 不易被逗笑

加利福尼亚洛马琳达大学医学院的研究发现，大笑能减少"压力荷尔蒙"的分泌，增加免疫细胞的数量。建议：午休时间可看段搞笑视频，分享笑话或漫画，这些都能让你获得快乐。

2. 激活免疫力的办法

中国老年医学学会营养与食品安全分会副会长周春凌给出了提高免疫力的 8 个简单办法，帮你把疾病挡在门外。

1) 充足睡眠

季节交替时，易出现因工作压力大、睡眠不足而导致的荨麻疹、带状疱疹等与免疫力下降相关的疾病，一定要保证充足睡眠。充足的睡眠要保证醒来时体力恢复、精力充沛，一般成人每天睡眠时间在 7~8 小时，老人也不能低于 6 小时。

2) 酸奶早餐

美国健康协会的一项研究发现，酸奶可以使"坏"胆固醇(低密度脂蛋白 LDL)水平降低，并将尿路感染的风险降低 47%。某些酸奶中所含的益生菌，更可以大幅提高机体免疫力和抗病能力。

3) 多吃大蒜

美国马里兰大学医疗中心研究发现，常吃大蒜不仅有助于提高免疫力，还能帮助防止心脏类疾病。不过，肠胃疾病患者要少吃。大蒜素遇热易挥发，建议将其捣碎后放置 10~15 分钟再吃，让蒜氨酸和蒜酶等物质互相作用，提高营养价值。

4) 常饮蜂蜜水、姜水、柠檬水

研究表明，蜂蜜中的抗氧化剂是提高免疫力的助推器；生姜是天然的镇痛剂和解毒剂，有一定抗感染的作用；柠檬中含有丰富的维生素 C，有抗氧化性。富含抗氧化剂和维生素 C 的食物能够保护身体免受自由基的侵蚀和有害分子的损害，促进免疫系统健康。

5) 享受下午茶时光

下午三、四点后，人体精力开始衰退。此时，喝杯下午茶或咖啡、吃些点心不仅能补充热量，还能缓解连续工作后的疲劳，通过自我调节，保持自身免疫系统健康。

6) 每周坚持锻炼

美国国家医学图书馆一项报告显示，运动能够帮助"冲洗"肺部细菌，提高免疫系统检测疾病的能力。现代人工作压力大，但在身体基础状况正常的情况下保证每周五天，每天 30~60 分钟的运动量即可。

7) 多晒太阳

保持体内高水平维生素 D，可以更好地预防嗓子痛、普通感冒和鼻塞等问题。一般来说上午十点、下午四点阳光中紫外线偏低，可避免伤害皮肤，每次晒的时间不超过半小时即可。

8) 保持微笑

美国斯坦福大学研究人员发现，笑能增加血液和唾液中的抗体及免疫细胞数量，缓解疲劳，是提高免疫力的良药。生活中，要多些积极向上的思想，通过运动、读书、与朋友聊天等方式转移注意力，减轻压力。

以上就是本章的全部内容，希望大家都能在疫情爆发的应激中，获得良好的状态，拥有良好的学习和工作效率。早日战胜疫情，恢复正常的生活。

参 考 文 献

[1] WALKER M. Why we sleep [M]. Scribner Book Company，19 Jun. 2018.

[2] STEGER M F，FRAZIER P，OISHI S. The meaning in life questionnaire：assessing the presence of and search for meaning in life [J]. Journal of Counseling Psychology， 2006，53 (1)：80-93.

[3] SHE LDON M，KING L. Why positive psychology is Necessary [J]. American Psychologist：2001，56(3).

[4] DIENER E，EUNKOOK M S， RICHARD E L，HEIDI L S. Subjective well-being：Three decades of progress [J]. Psychological Bulletin，1999，125(2)：276-302.

[5] LYKKEN D， TELLEGEN A. Is human mating adventitious or the result of lawful choice? A Twin study of mate selection [J]. Journal of Personality and Social Psychology，65，1993，1：56-68.

[6] 克里斯多福·孟. 亲密关系：通往灵魂的桥梁[M]. 长沙：湖南文艺出版社，2019.

[7] 包祖晓. 学习睡觉：心理治疗师教你摆脱失眠的折磨[M]. 北京：华夏出版社，2019.

[8] 宋宝萍. 积极心理健康教育：理论与实践[M]. 2 版. 西安：西安电子科技大学出版社，2019.

[9] 西野精致. 斯坦福高效睡眠法[M]. 尹凤竹，译. 北京：文化发展出版社，2018.

[10] 刘嵋. 心理健康教育[M]. 北京：清华大学出版社，2018.

[11] 中国互联网网民睡眠白皮书[EB/OL]. https://baike.baidu.com/item/2018 中国互联网网民睡眠白皮书/22497405?fr=aladdin.2018.

[12] 文思源. 怪诞行为心理学[M]. 北京：中国华侨出版社，2018.

[13] 弗拉泽托. 情绪是什么：如何用神经科学解释七情六欲[M]. 黄珏苹，译. 杭州：浙江人民出版社，2018.

[14] 杰弗里·S. 尼维德，斯潘塞·A. 拉瑟斯，贝弗里·A. 格林. 异常心理学[M]. 唐苏勤，李秋霞，陈淑芳，等译. 北京：人民邮电出版社，2018.

[15] 梅丽莎·罗比肖，米歇尔·杜加斯. 焦虑者自救手册：广泛性焦虑障碍与 CBT 疗法[M]. 凌春秀，译. 北京：人民邮电出版社，2018.

[16] 孙伟. 失眠疗愈[M]. 北京：世界图书出版公司，2018.

[17] 肖西. 做自己的心理医生[M]. 哈尔滨：哈尔滨出版社，2018.

[18] 廖策权，梁俊. 教育心理学[M]. 长春：东北师范大学出版社，2018.

[19] 郜启扬. 自我催眠术心理亚健康解决方案[M]. 北京：社会科学文献出版社，2018.

[20] 陈捷，图娅. 大学生心理健康[M]. 北京：清华大学出版社，2017.

[21] 陈长青. 自我调治亚健康[M]. 北京：金盾出版社，2017.

[22] 凯利·麦格尼格尔. 自控力：和压力做朋友[M]. 北京：北京联合出版公司，2017.

[23] 弗兰克·拉马涅尔. 走出强迫症[M]. 解婷，译. 北京：生活·读书·新知三联书店，

2017.

[24] 伊恩·米切尔. 失控的大脑：操纵人类异常行为的元凶[M]. 周仁来，译. 北京：中国人民大学出版社，2016.

[25] 武成莉. 大学生人际关系心理学[M]. 西安：西安电子科技大学出版社，2016.

[26] 段鑫星，赵玲. 大学生心理健康教育[M]. 北京：科学出版社，2016.

[27] SIEGEL R D. 正念之道：每天解脱一点点[M]. 李迎潮，李孟潮，译. 北京：中国轻工业出版社，2011.

[28] 鞠蕾. 组织变革与员工工作压力：积极与消极的作用机制[M]. 北京：科学出版社，2015.

[29] 马雅菊，蒙宗宏. 心理学基础[M]. 咸阳：西北农林科技大学出版社，2015.

[30] 伯格. 人格心理学[M]. 陈会昌，译. 北京：中国轻工业出版社，2014.

[31] O'CONNOR R. 走出抑郁：让药物和心理治疗更有效[M]. 张荣华，译. 北京：中国轻工业出版社，2014.

[32] 康春丽，宋文琼. 大学生养成教育[M]. 哈尔滨：黑龙江人民出版社，2014

[33] 马克·威廉姆斯，丹妮·彭曼. 正念禅修：在宣泄的世界中获取安宁[M]. 刘海清，译. 北京：九州出版社，2013.

[34] 宋宝萍，魏萍. 创新思维心理学：培养与训练[M]. 北京：电子工业出版社，2012.

[35] 德博拉 C·贝德尔，辛西娅 M·布利克，梅琳达·斯坦利. 变态心理学[M]. 袁立壮，译. 北京：机械工业出版社，2013.

[36] 马丁·塞利格曼. 持续的幸福[M]. 赵昱鲲，译. 杭州：浙江人民出版社，2011.

[37] 盖瑞·查普曼. 爱的五种语言[M]. 南昌：江西人民出版社，2011.

[38] 李素梅. 心理健康与大学生活[M]. 武汉：华中科技大学出版社，2011.

[39] 芭芭拉·弗雷德里克森. 积极情绪的力量[M]. 王珺，译. 北京：中国人民大学出版社，2010.

[40] 马丁·塞利格曼. 真实的幸福[M]. 洪兰，译. 沈阳：万卷出版公司，2010.

[41] 马伟娜. 现代心理学丛书：异常心理学[M]. 杭州：浙江大学出版社，2009.

[42] 艾·弗洛姆. 爱的艺术[M]. 上海：上海译文出版社，2008.

[43] 胡邓. 人际交往从心开始[M]. 北京：机械工业出版社，2008.

[44] 罗伯特·J. 斯滕博格. 创造力手册[M]. 施建农，等译. 北京：北京理工大学出版社，2005.

[45] 约翰·格雷. 男人来自火星，女人来自金星[M]. 长春：吉林文史出版社，2005.

[46] 彭聃龄. 普通心理学 [M]. 北京：北京师范大学出版社，2004.

[47] 车文博. 西方心理学史 [M]. 杭州：浙江教育出版社，1998.

[48] 陈琦，刘儒德. 当代教育心理学[M]. 北京：北京师范大学出版社，1997.

[49] 钱铭怡. 心理咨询与心理治疗[M]. 北京：北京大学出版社，1994.